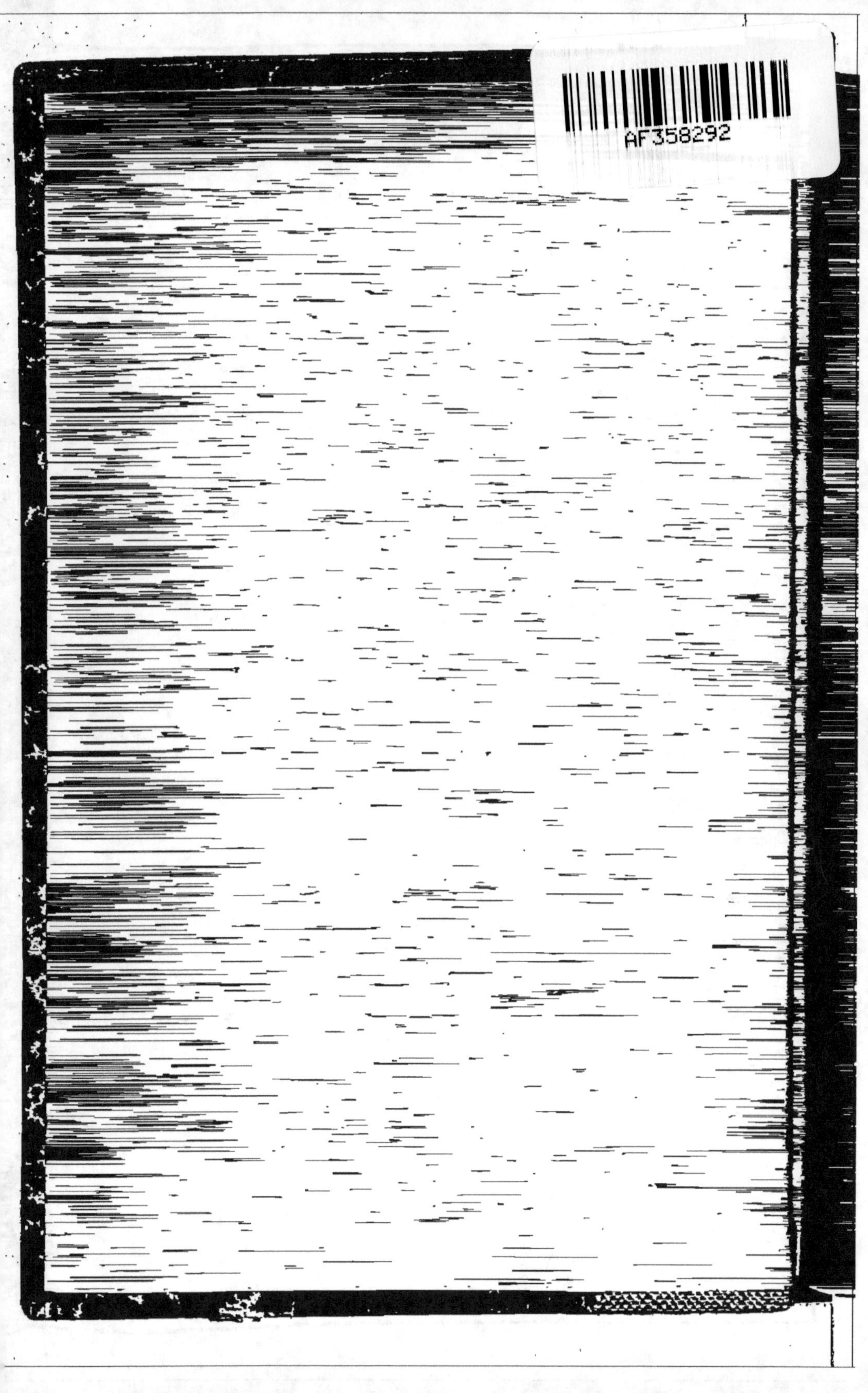
AF358292

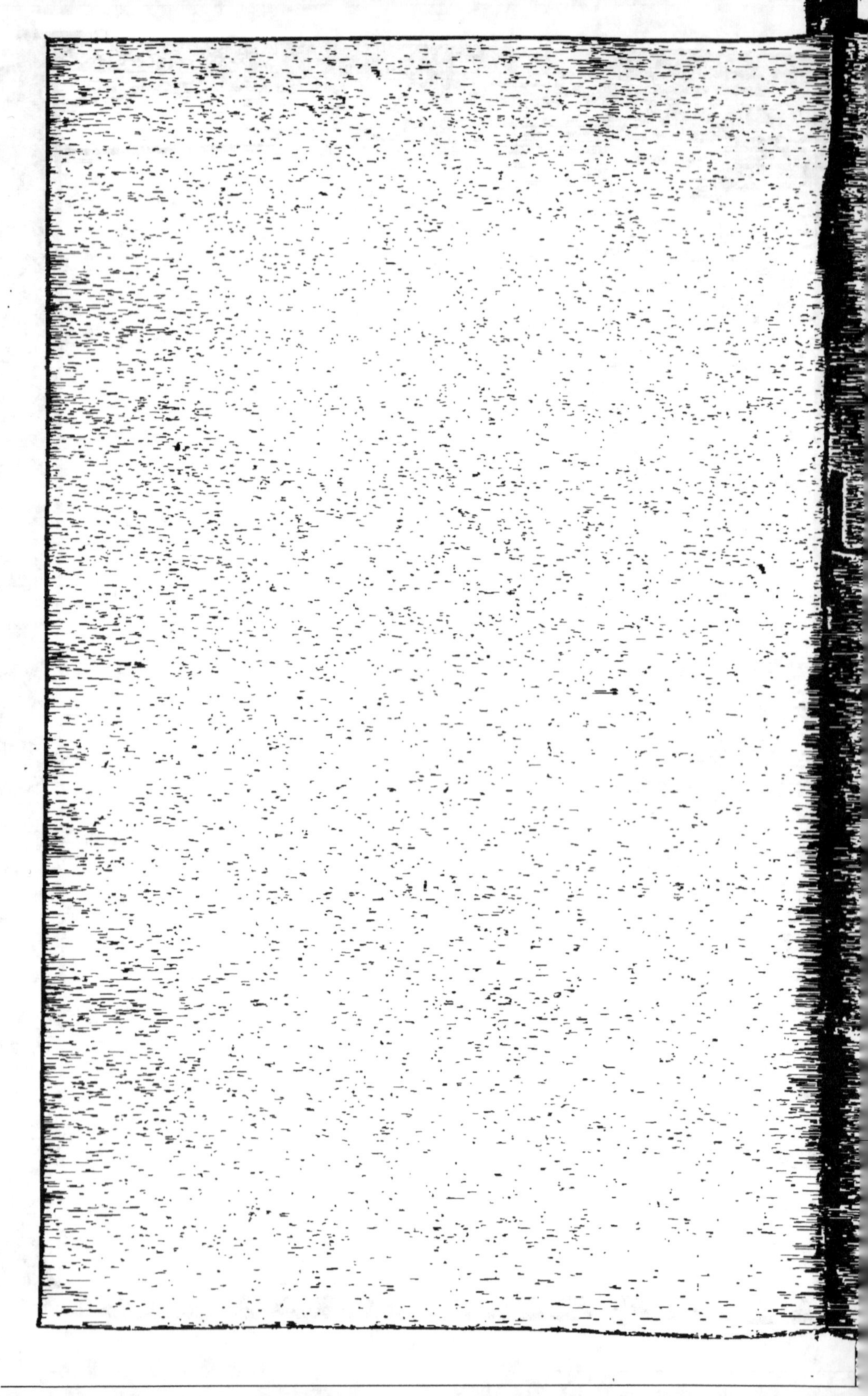

Bibliothèque des Connaissances médicales

DIRIGÉE PAR LE DOCTEUR APERT

Dr F. RATHERY

Professeur agrégé à la Faculté de Médecine de Paris
Médecin de l'hôpital Tenon

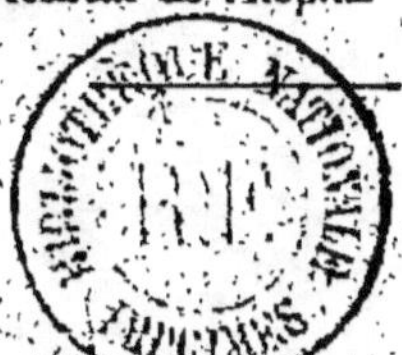

Le diabète sucré

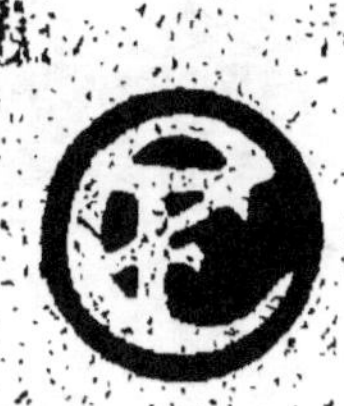

PARIS

ERNEST FLAMMARION, ÉDITEUR

26, RUE RACINE, 26

Bibliothèque
des Connaissances médicales

DIRIGÉE PAR LE DOCTEUR APERT

AVERTISSEMENT

La librairie Flammarion entreprend, sous le titre de *Bibliothèque des Connaissances médicales*, la publication d'une série de volumes sur les sujets les plus intéressants des sciences médicales ; la liste des premiers volumes parus ou en préparation, telle qu'on la trouvera ci-dessous, montrera que les auteurs qui ont bien voulu nous apporter leur collaboration, appartiennent au corps enseignant de nos Facultés et Écoles de médecine, ou au corps médical de nos hôpitaux ; elle témoigne à elle seule de la compétence et de la conscience avec laquelle sont écrits ces volumes.

Ils sont rédigés de telle sorte que leur lecture, non seulement soit intéressante et fructueuse pour les médecins et pour les étudiants en médecine, mais aussi soit accessible au grand public cultivé, dépourvu de connaissances spéciales, mais apte, par une bonne instruction générale, à comprendre des sujets scientifiques spéciaux, pourvu qu'ils soient clairement exposés.

Il a suffi pour cela d'exprimer en français usuel les choses telles qu'elles sont, en n'employant les mots techniques indispensables qu'après avoir expliqué leur signification, et en débarrassant le style médical de ces formules cabalistiques héritées de nos pères,

1

conservées par la tradition, respectables certes du fait même de leur ancienneté, mais qu'il y a intérêt à abandonner comme nous avons abandonné la robe doctorale et la perruque.

Nous sommes convaincus, en agissant ainsi, de satisfaire les médecins eux-mêmes. La science médicale s'est dans ces dernières années tellement perfectionnée, et forcément tellement compliquée; elle s'est subdivisée en tant de spécialités particulières dont chacune a son langage spécial, que bien des médecins praticiens n'ont pu suivre le détail de cette évolution, et seront heureux de trouver exposées dans ces volumes les notions récemment introduites en médecine, dépouillées d'une nomenclature trop spéciale et trop technique.

Rien ne s'oppose à une telle simplification et clarification du langage médical. La médecine n'est plus maintenant ce qu'elle a été trop longtemps, une sorte d'art hermétique. Au temps des bonnets pointus, plus récemment même, au temps de la redingote, de la cravate blanche, du tube, et de l'allure sacerdotale, le médecin se souciait peu d'expliquer au malade des faits qui pour lui-même restaient le plus souvent inexplicables, et il se contentait d'édicter comme un oracle des prescriptions quelque peu sybillines.

Aujourd'hui, la médecine est devenue sur bien des points, sinon une science exacte, tout au moins un art s'appuyant sur des notions scientifiquement démontrées. Le médecin doit pouvoir les concevoir et les retenir clairement, et les exposer non moins clairement aux malades et à leur entourage, de plus en plus avides de connaissances médicales, et de mieux en mieux renseignés sur les choses de la médecine. Mieux éclairés, ceux-ci appliqueront avec une

compréhension plus complète les prescriptions médicales et il y aura tout profit, et pour les malades,
et pour les médecins, et pour la santé nationale.

Malheureusement, quels que soient le zèle et le
dévouement du médecin, le temps lui manque la
plupart du temps pour pouvoir expliquer par le
menu à son malade même cultivé, mais dépourvu de
notions préalables nécessaires, ce qu'il y a intérêt à
ce que celui-ci sache des origines, des retentisse-
ments, des conséquences de son mal; des volumes,
comme ceux que nous offrons à la fois au public
médical et au public non médical, aideront à satisfaire ce besoin et donneront au grand public les
notions fondamentales indispensables pour comprendre et appliquer avec fruit les explications et les
recommandations du médecin.

Je sais bien que d'aucuns craignent la diffusion
d'une science insuffisante, qui, dans des mains bien
intentionnées, mais peu expertes, risquerait de devenir trop audacieuse. Mais le meilleur moyen de
remédier à cet inconvénient n'est-il pas justement
d'instruire mieux le grand public, et de lui faire comprendre que la meilleure part de la science médicale
est moins faite de thérapeutique et de médications
(qui demeurent, sous peine de désastres, l'apanage du
médecin), que de prophylaxie et de prescriptions
hygiéniques, qui, justement, ne peuvent donner leur
pleine efficacité que par la diffusion la plus grande
possible des notions médicales fondamentales.

Ce sont ces grandes notions médicales qu'à l'occasion des maladies les plus fréquentes, les plus importantes et les mieux connues, nous exposerons dans
ces volumes. Qu'on ne se méprenne donc pas. On n'y
trouvera pas des « recettes » permettant aux pro-
fanes de se soigner eux-mêmes; le traitement propre-

ment dit, et surtout le traitement médicamenteux, doit être approprié à chaque malade en particulier, car chaque malade diffère du voisin par son tempérament, par ses antécédents, par les associations morbides éventuelles, etc. ; une telle appropriation du traitement au malade ne peut être faite que par le médecin traitant et reste variable avec chaque malade. Les malades, certes, pourront lire avec fruit ceux de ces volumes qui concernent leur mal ; ils n'y trouveront pas le moyen de se passer du médecin, mais celui très appréciable de profiter plus utilement de ses avis.

Plus encore qu'aux malades, nous nous adressons aux personnes de plus en plus nombreuses qui veulent s'instruire sur l'état actuel des connaissances médicales, en considérant qu'étant hommes rien d'humain ne doit leur être étranger. Qu'y a-t-il de plus humain que le corps humain lui-même, et de plus intéressant pour l'homme que l'étude de sa propre personne, de ses merveilles — car le corps humain en est plein, — et de ses tares éventuelles — non moins nombreuses malheureusement.

La soif de telles connaissances est naturelle, mais le public ne pouvait guère la satisfaire jusqu'à présent que par des breuvages mal appropriés, indigestes pour son estomac non accoutumé s'ils étaient vraiment scientifiques, ou déplorablement incomplets ou même falsifiés dans le cas contraire. Nous avons donc conscience, avec la nouvelle bibliothèque, de répondre à un besoin inassouvi du public éclairé, et nous avons le ferme espoir qu'elle trouvera près de lui bon accueil.

Docteur APERT.

VOLUMES PARUS :

— APERT, médecin de l'hôpital des Enfants-Malades. *Vaccins et Sérums.*

— RATHERY, professeur agrégé à la Faculté, médecin de l'hôpital Tenon. *Le Diabète sucré.*

— DUHEM, radiologiste de l'hôpital des Enfants-Malades. *L'Emploi des Rayons X en médecine.*

— DUBREUIL-CHAMBARDEL, professeur à l'Ecole de Médecine de Tours. *Les Scolioses.*

VOLUMES EN PRÉPARATION :

— BABONNEIX, médecin de l'hôpital de la Charité, *Les Chorées.*

— BAUDOUIN, professeur agrégé à la Faculté de Paris, médecin de l'hospice de Brévannes. *La Douleur et les Névralgies.*

— BENSAUDE, médecin de l'hôpital Saint-Antoine et RIVET, médecin des hôpitaux. *Entéritiques et constipés.*

— BLECHMANN, ex-chef de clinique de la Faculté. *Les Péricardites.*

— CAUSSADE, médecin de l'Hôtel-Dieu, et COTONI, de l'Institut Pasteur. *Les Congestions et œdèmes pulmonaires.*

— CESTAN, professeur à la Faculté de Toulouse. *Les Épilepsies.*

— CRUCHET, professeur à la Faculté de Bordeaux. *Les grandes figures médicales, d'Hippocrate jusqu'à nos jours.*

— DUCOURNEAU, chef de clinique à l'Ecole Dentaire. *Dents et maux de dents.*

— LAIGNEL-LAVASTINE, professeur agrégé à la Faculté, médecin de l'hôpital Laënnec. *Sécrétions internes et psychonévroses.*

— Léri, professeur agrégé à la Faculté, médecin de l'hôpital Cochin. *Les Rhumatismes chroniques.*

— Lian, médecin des hôpitaux et André Finot. *L'hypertension artérielle.*

— Louste, médecin de l'hôpital Saint-Louis. *Les Eczémas.*

— Milian, médecin de l'hôpital Saint-Louis. *L'hérédité syphilitique.*

— Nobécourt, professeur de clinique infantile à la Faculté, médecin de l'hôpital des Enfants-Malades. *Les syndromes endocriniens chez les enfants.*

— Ribadeau-Dumas, médecin de la Maternité. *Les débuts de la tuberculose infantile.*

— Ribierre, professeur agrégé à la Faculté, médecin de l'hôpital Laënnec. *L'insuffisance cardiaque.*

— Clément Simon, médecin de Saint-Lazare. *La Syphilis.*

— Stévenin, ex-chef de clinique de la Faculté. *La Coqueluche.*

Le diabète sucré

Bibliothèque des Connaissances médicales

DIRIGÉE PAR LE DOCTEUR APERT

Dr F. RATHERY

PROFESSEUR AGRÉGÉ A LA FACULTÉ DE MÉDECINE DE PARIS

MÉDECIN DE L'HÔPITAL TENON

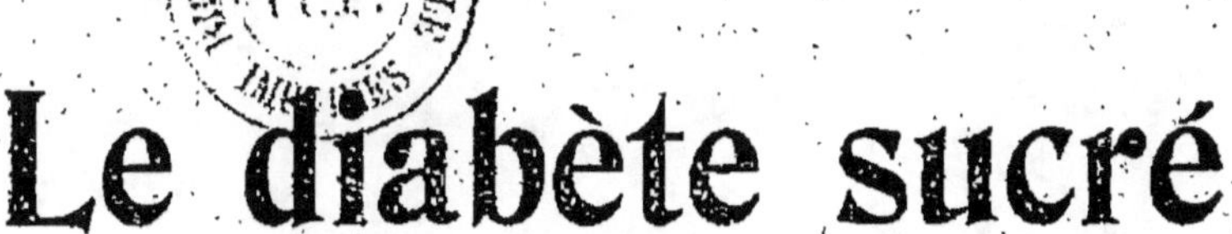

Le diabète sucré

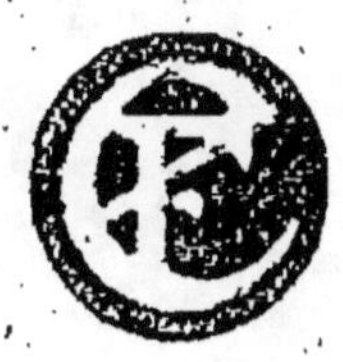

PARIS

ERNEST FLAMMARION, ÉDITEUR

26, RUE RACINE, 26

1922

Le diabète sucré

HISTORIQUE

On peut distinguer dans l'historique de la maladie que nous étudions quatre périodes bien distinctes.

1re Période. — Le Diabète est une affection se manifestant essentiellement par de la *Polyurie* : diabète (διαβαινω). Les premiers médecins qui étudièrent le diabète furent frappés par une manifestation clinique, que nous regardons aujourd'hui comme accessoire, la polyurie. Galien définit le diabète une diarrhée urineuse, Aretée une consomption urineuse, Celse une maladie dans laquelle la quantité d'urine évacuée égale la masse totale de liquides introduits dans l'estomac. Sauvage appelle le diabète une émission d'une grande quantité d'urine aussitôt après la boisson, accompagnée d'une soif considérable. Le diabète paraît ressortir d'un trouble rénal. Cependant Sydenham admettait déjà que le diabète résultait d'une digestion imparfaite. Sauvage distinguait sept variétés de diabète.

2º Période. — La caractéristique du diabète résulte de la *présence dans l'urine du glucose*.

Trincavella de Venise, mort en 1568, constate que l'urine des diabétiques avait le même goût que les

tisanes ; peut-être même des médecins hindous avaient-
ils, antérieurement à lui, noté la saveur sucrée de certaines urines. Thomas Willis, mort en 1678, insistait
sur la saveur sucrée de l'urine des diabétiques.

Pool et Dobson en 1775 constatent que l'urine renferme une matière analogue au sucre, qui ne se forme
pas dans le rein, attendu que le sérum a une saveur
sucrée.

Cawley en 1787, note dans l'urine d'un malade 5 à
6 onces d'une matière noire, sucrée, ressemblant
exactement à de la mélasse.

Ce fut en réalité Chevreul qui en 1815 démontra que
le sucre de diabète était identique au sucre de raisin.

Bouchardat définit le diabète « une maladie dans
laquelle l'urine contient continuellement une proportion notable de sucre de fécule ». Glycosurie et
diabète deviennent synonymes avec ce correctif cependant qu'on s'efforce d'isoler des diabètes non glycosuriques ressortissant de la présence dans l'urine
d'autres sucres que le glucose ou même d'autres
substances : diabète insipide, diabète laiteux, etc.

On peut dire que la presque totalité des travaux
parus jusqu'à ces dernières années eurent comme
point de départ cette définition du diabète. La quantité et la qualité du sucre urinaire émis, le mode
d'élimination de ce sucre, attiraient seuls l'attention
des médecins. On discutait sur la valeur même du
terme de glycosurie et on distinguait le diabète vrai
des glycosuries non diabétiques.

C'est, *avant tout*, l'ère de l'étude clinique du diabète.
On se préoccupe de rechercher les manifestations
cliniques et d'établir le traitement de la maladie. Les
noms de Bouchardat, de Lécorché, de Lancereaux en
France, sont intimement liés à cette phase de l'étude
du syndrome.

Bouchardat fit du diabète la description clinique la plus complète et la plus minutieuse que nous possédions. Il eut surtout le très grand mérite, dans une série de mémoires commencés en 1838 et publiés d'une façon ininterrompue pendant plus de cinquante ans, de découvrir cette notion féconde en résultats thérapeutiques de la *dépendance de la glycosurie et de l'ingestion des féculents*. Tiedmann et Gmelin en 1821 avaient trouvé qu'il se forme normalement du glycose dans l'intestin des animaux, aux dépens des substances féculentes. Bouchardat indiqua d'une façon à ce point détaillée et minutieuse la thérapeutique de la maladie, qu'actuellement, près de quatre-vingts ans depuis sa première publication, on peut dire que le traitement de la maladie est resté le même, à peu de chose près, que celui qu'il établissait.

Sans doute proposa-t-il pour expliquer le syndrome une pathogénie qui n'est plus admise aujourd'hui, mais on ne saurait oublier qu'il fut le premier, avec Sandras, qui démontra en 1846 que « le pancréas est l'organe qui chez les animaux fructivores sécrète le liquide présentant à l'état pur le maximum de puissance » et qu'il avait également indiqué à la même époque « le rôle important du foie comme organe modérateur dans la dépense des aliments féculents et sucrés ».

3e Période. — La 3e période constitue l'ère de *recherches pathogéniques*. On se préoccupe d'élucider le mécanisme de la maladie.

On peut admettre qu'à la base de tous les travaux parus secondairement sur la question, on retrouve constamment l'œuvre de Claude Bernard. C'est elle qui constitue la *pierre angulaire de toutes les recherches*.

On ne saurait oublier cependant que Dobson en 1775 eut l'idée de rechercher le sucre dans le sang des diabétiques en le faisant fermenter. Rollo en 1797, Nicolas et Gueudeville en 1803 supposèrent, sans pouvoir le prouver, que l'altération des urines était subordonnée à celle du sang. Wollaston, Rochoux, Ambrosiani et Mac Gregor constatent que le sang des diabétiques renferme habituellement, mais non toujours, du sucre.

Rôle du foie. — Claude Bernard, à la suite d'une série de recherches qu'il commença à publier en 1848, édifia une œuvre considérable. Il démontra les faits suivants :

a) Le sang des veines sus-hépatiques renferme une plus grande quantité de sucre que le sang porte.

b) Le foie fabrique normalement du sucre. Il garde en dépôt la source du glucose, sous forme de matière glycogène ; celle-ci se constituant aux dépens des hydrates de carbone et même des protéiques. Ce glycogène est de nouveau transformé dans le foie en glucose, la glande hépatique jouant le rôle d'organe régulateur. Nous citerons notamment la fameuse expérience du foie lavé qui pour Claude Bernard prouverait que le foie pouvait fabriquer du sucre post mortem, sans la participation du sang.

c) La piqûre du bulbe détermine de la glycosurie ; après la section des pneumogastriques, on note l'absence de sucre dans le foie.

Il semblait donc acquis :

D'une part que le *foie joue un rôle important dans la glycogénèse*, d'autre part que le *système nerveux influe sur le fonctionnement du foie à ce point de vue*.

Claude Bernard concluait que le diabète résultait d'un hyperfonctionnement du foie « le foie péchant par un fonctionnement trop actif, par une vitalité exubérante ».

Les conclusions émises par Claude Bernard ont donné lieu à *des polémiques célèbres* dont *certaines sont à retenir*.

Figuier conteste les faits décrits par Claude Bernard ; le foie ne fabrique pas du sucre, il le transforme « le sang de la veine porte, traité à chaud par un acide, fournit du sucre, alors que sans ce traitement il ne paraît pas en contenir ».

Pavy nie la réalité de la glycogénie hépatique pendant la vie ; dans le diabète sucré il faudrait admettre un défaut d'action du foie : le sucre traversant le foie sans se modifier. Von Mering et Pflueger ne se rangèrent pas non plus aux conclusions de Claude Bernard.

Par contre les découvertes de Claude Bernard recevaient un appui important des recherches de Chauveau et de Vulpian.

Seegen, tout en faisant jouer le rôle capital au foie dans la glycogénèse, pensait que ce sont surtout les matières albuminoïdes et accessoirement les graisses qui donnaient lieu à la production du sucre. Contrairement à Claude Bernard, il estimait de plus que le diabète n'est pas sous la dépendance d'une surproduction de sucre, mais qu'il relève ou bien d'une absence d'oxydation par l'organisme du sucre normalement formé dans le foie ou bien d'une impuissance de la cellule hépatique à faire subir aux hydrates de carbone alimentaires leurs transformations normales.

Il est certain que, si importantes que soient les recherches de Claude Bernard, elles *sont loin d'avoir été confirmées d'une façon complète.* Le diabète a une pathogénie beaucoup plus complexe que ne l'admettait le physiologiste français et si le rôle du foie dans la glycogénie qu'il a eu le *très grand mérite de découvrir*, a marqué une étape capitale dans l'étude du métabolisme des hydrates de carbone, il n'est pas téméraire de penser que la question de la glycogénie hépatique est loin d'être encore pleinement élucidée et que bien des points obscurs sollicitent encore toute l'attention et l'esprit critique des savants.

Le *second travail* capital de cette période est sans contredit celui de Von Mering et Minkowski en 1885. Ces auteurs démontrèrent que l'extirpation du pancréas chez le chien provoque l'apparition des symptômes du diabète sucré à forme grave. Sans doute Cowley, Chopart, Bright, Bouchardat, Claude Bernard avaient noté l'association du diabète avec des affections pancréatiques. En 1877 Lancereaux décrivait un type spécial de diabète, dit diabète maigre, qui serait toujours causée par une lésion pancréatique; Baumel supposait même que le diabète pourrait être dû à la suspension de la sécrétion pancréatique.

Von Mering et Minkowski non seulement démontrèrent la possibilité d'obtenir expérimentalement chez l'animal le diabète pancréatique, mais ils étudièrent le rôle de l'extirpation *partielle* et de la *greffe*. En France Hedon, dans de multiples expériences, montra la réalité et les modalités expérimentales de ce diabète pancréatique expérimental étudié également par Lépine, Thiroloix, Gley, etc. De très nombreux travaux s'efforcèrent dès lors d'élucider le rôle exact du pancréas dans le diabète chez l'homme et l'animal.

La 4e PÉRIODE est la phase *biochimique*.

Non content, de se préoccuper de l'état des urines, suivant les anciennes idées de Deleboé (+ 1672) qui estimait que le vice du diabète est dans le sang et non dans le rein, les biologistes se mettent, grâce à l'obtention de techniques plus perfectionnées, à étudier le sucre du sang et ses variations.

Le diabète ne constitue plus une maladie essentiellement caractérisée par de la glycosurie ; celle-ci
ne représente plus qu'un phénomène accessoire dans
l'étude scientifique du processus morbide. Il s'agit
d'un syndrome complexe traduisant un *vice profond
de la nutrition* qu'on s'efforce d'élucider.

D'abord considéré comme relevant d'un trouble
dans le métabolisme des hydrates de carbone, on
s'aperçoit bien vite que les diverses variétés d'aliments ont leur assimilation troublée. Ce *n'est plus
le seul métabolisme des hydrates de carbone, mais
encore celui des albuminoïdes, et probablement aussi
celui des graisses qui se trouve atteint.* On voit dès lors
le diabète se dessiner comme relevant d'un trouble
infiniment complexe de la nutrition dont le mécanisme intime reste à trouver. On tend de plus en
plus à admettre qu'il ne saurait s'agir, dans tous les
cas de diabète, d'un mécanisme univoque.

Les faits principaux qui illustrent cette phase,
encore ouverte, de l'étude du diabète sont les suivants :

Acétonurie-Acidose. — Petters (1857) puis Kaulich
en 1860 notent la présence d'acétone dans l'urine
de plusieurs diabétiques ; Kaulich reconnut que
l'acétonurie n'est pas spéciale au diabète. On démontra successivement la présence de l'acide acétylacétique (Gerhardt, Quincke, von Jaksch) et de
l'acide oxybutyrique (Kulz et Minkowski). Ces données premières servirent à établir la théorie de
l'acidose et de l'intoxication acide (Schmiedeberg,
Walter, Coranda, Hallerworden, Magnus-Lévy, Blum,
Dakin, Wakemann, Embden, etc.). De multiples travaux ont paru dans ces dernières années attribuant
à l'intoxication acide un rôle important dans l'éclosion du coma diabétique. Hugounenq et Morel esti-

ment du reste qu'il est probable que d'autres substances toxiques que ces corps acétoniques soient les véritables agents du coma diabétique. En France, M. et H. Labbé, Desgrez, Bierry et F. Rathery insistent sur l'importance du dosage des corps acétoniques totaux et non plus des seuls acétone et acide diacétique.

Métabolisme des hydrates de carbone, des albuminoïdes et des graisses. — La présence de corps acétoniques dans l'urine n'est en réalité qu'une des manifestations du trouble dans le métabolisme des diverses variétés d'aliments. On commence tout d'abord à montrer que chez tout diabétique, il existe ainsi que Bouchardat l'avait indiqué, un trouble quantitatif dans l'assimilation des hydrates de carbone : ce cœfficient quantitatif n'entre pas seul en jeu, il existe également un cœfficient qualitatif variable avec chaque sujet. L'abaissement du coefficient d'assimilation hydrocarbonée est à la base même du diabète. Différents auteurs M. Labbé, F. Rathery en France étudièrent les variations de ce coefficient.

A côté du trouble portant sur les H de C, il faut également chez tout diabétique faire la part des modifications dans le métabolisme des protéiques ; Linossier et Lemoine, M. Labbé, F. Rathery et Lienard étudièrent chez les diabétiques l'influence de l'alimentation azotée. Les recherches de Lusk, Cremer, Dakin, L. Blum, etc., avaient montré que certains acides aminés sont cétogènes, c'est-à-dire producteurs de « corps acétoniques ».

Quant aux graisses, leur rôle dans l'acidose semble certaine (théorie de la β oxydation de Knoop).

L'école américaine pose en principe que le trouble dans le métabolisme des graisses domine toute l'histoire du diabète (Joslin). Pareille assertion est certainement exagérée.

Un fait important est à retenir c'est que dans le diabète, le trouble du métabolisme ne s'étend pas seulement aux hydrates de carbone; or les recherches de ces dernières années ont montré l'importance qu'il y avait à ce que dans la ration les trois types d'aliments soient dans un état d'équilibre déterminé (Desgrez et Bierry). Ce fait est à retenir et sera fertile en déductions pathogéniques et thérapeutiques en ce qui concerne le diabète.

Sucre protéidique. — On n'a pendant longtemps considéré comme existant dans le sang que le seul sucre libre. Figuier en 1855 constatait dans le sang porte une substance qui ne fermentait pas et qui était transformée par un acide en sucre fermentescible. Lehmann décrit la même année une combinaison copulée du sucre. Pavy en 1901 admettait l'existence dans le sang à côté du glucose d'un autre hydrate de carbone lequel est amené à l'état de sucre réducteur par l'acide minéral. Cet autre hydrate de carbone entre dans la constitution des protéiques sanguins.

Frank et Bretschneider en 1911 retrouvèrent cette variété de sucre librement dissous dans le sang.

Lépine et Barral avaient, en 1880, constaté que le sang normal, maintenu de 39 à 58 degrés pendant une heure, dégage du sucre. Lépine dans une série de publications, étudia ce sucre virtuel qui aurait pour sources des substances diverses. Il comprendrait du du sucre faiblement combiné et du sucre libre par chauffage avec l'acide fluorhydrique dilué.

Biérry et Ranc ont montré que le sucre faiblement combiné de Lépine, ou spontanément dégageable *in vitro*, n'existe pas, par contre on constate dans le sang à côté du sucre libre, du sucre engagé en combinaison et entrant dans la constitution moléculaire de certaines substances protéiques du sang, c'est le *sucre protéidique*.

Bierry et Mme Randoin-Fandard ont montré le très grand intérêt de l'étude de ce sucre protéidique dans la série animale.

Les recherches faites chez le diabétique et chez certains malades notamment les néphrétiques et les cancéreux par Bierry, Rathery, Bordet, Gruat et Mlle Levina ont déjà donné des résultats très importants. Il est probable que l'étude de ce sucre protéidique, complètement laissée dans l'ombre jusqu'ici, apportera des données toutes nouvelles dans la physiologie pathologique et la thérapeutique du diabète.

La valeur exacte et la nature des hyperglycémies protéidiques est encore à l'étude.

Acidose, métabolisme des hydrates de carbone, des graisses et des matières azotées, sucre protéidique, constituent les trois faits capitaux qui, dans ces dernières années sont venus modifier et compléter nos idées sur la physiologie pathologique du diabète.

Il ne faudrait pas qu'on puisse croire qu'il s'agit là de pures recherches scientifiques ne présentant qu'un intérêt théorique.

En réalité elles conduisent au contraire à des déductions thérapeutiques d'une importance capitale dans l'histoire du diabète.

En résumé nous définirons le diabète sucré un *syndrome de pathogénie encore insuffisamment connu, dont la manifestation clinique la plus apparente, mais non la plus importante, est la glycosurie, syndrome relevant d'un trouble permanent de la nutrition portant plus spécialement mais non exclusivement sur le métabolisme des hydrates de carbone.*

PREMIÈRE PARTIE

LE MÉTABOLISME DES HYDRATES DE CARBONE CHEZ LE SUJET NORMAL

Le syndrome qui constitue le diabète étant, en grande partie tout au moins, sous la dépendance d'une perturbation dans le métabolisme des hydrates de carbone, il est nécessaire comme préface à toute étude sur le diabète de rappeler brièvement le rôle de ces hydrates de carbone et leur métabolisme dans l'organisme normal.

Nous insistons cependant dès le début de cette étude sur ce point capital que la pathogénie du diabète est loin de *s'identifier avec un simple trouble dans le métabolisme des hydrates de carbone mais qu'il faut faire une part importante également dans la perturbation du métabolisme des graisses et des albuminoïdes.*

I. — Définition des hydrates de carbone.
Variétés.

Les hydrates de carbone peuvent être définis : des substances composées de carbone, d'hydrogène et d'oxygène, dans lesquelles le rapport des quantités d'hydrogène et d'oxygène est le même que le rapport des quantités d'hydrogène et d'oxygène dans l'eau. Tous les hydrocarbones répondent à la formule $C^n(H^2O)^n$, mais toute substance organique répondant à cette formule générale n'est pas nécessairement un hydrate de carbone.

On peut distinguer trois grandes classes d'hydrate de carbone.

A) les monosaccharides : $C^n(H^2O)^n$.

Suivant que n est égal à 3,4,5,6,7,8 et 9 on a des trioses, tétroses, pentoses, hexoses, heptoses, etc.

Les hexoses ou *glycoses* $C^6(H^2O)^6$ représentent finalement la forme sous laquelle la presque totalité des H de C alimentaires arrivent à l'absorption. Elles constituent donc le type d'H de C qui nous intéresse le plus.

Ces hexoses comprennent :

a) *la glycose proprement dite ou glucose* : ou dextrose ou sucre de raisin.

Elle possède trois propriétés importantes : *a*) elle fermente par la levure de bière fournissant de l'alcool et du CO^2.

b) elle fait tourner à *droite* le plan de polarisation de la lumière.

c) elle réduit, en présence des alcalis caustiques certains sels métalliques (liqueur de Fehling p. ex.)

b) la *levulose* ou *fructose* : ou sucre de fruits :

a) elle fermente par la levure de bière.

b) elle réduit la liqueur de Fehling, mais son pouvoir réducteur est moins grand que celui de la glycose.

c) elle fait tourner à *gauche* le plan de polarisation de la lumière.

c) la *galactose* : sucre dextrogyre réducteur et fermentescible.

Nous signalerons également parmi les monosaccharides, les *pentoses* qu'on peut rencontrer parfois chez l'homme (arabinose, l-xylose).

L'acide glycuronique est un produit d'oxydation de la glycose.

B) **Les disaccharides ou saccharoses** $C^{2n}(H^2O)^{2n-1}$.

Ils peuvent être considérés comme résultant de la soudure de deux hexoses identiques ou différents avec élimination d'une molécule d'eau.

Nous retiendrons parmi ces disaccharides :

1. La *saccharose* proprement dite ou *sucre de canne ou de betterave.*

Sucre dextrogyre, ne réduisant pas la liqueur de Felhing, non directement fermentescible.

La saccharose soumise soit à l'action d'une diastase renfermée dans la levure de bière ou invertine, soit à l'action à chaud des acides minéraux dilués est *intervertie*, c'est-à-dire dédoublée en quantités égales de glycose et lévulose. La levure de bière peut donc, après interversion, faire fermenter la saccharose.

2. La *lactose* ou sucre de lait : sucre dextrogyre, réducteur, mais non fermentescible ni directement ni indirectement par la levure de bière. Par contre elle peut être dédoublée par la lactase de certaines levures, ou bien par ébullition en présence d'acides minéraux étendus en *glycose* et *galactose.*

3) la *maltose*, sucre dextrogyre, réducteur, et fermentescible. Sous l'influence de la maltase ou après ébullition avec un acide minéral étendu, elle se dédouble en deux molécules de glycose.

C) **Les polysaccharides.**—Ils sont formés par l'union de n molécules d'hexoses avec départ de $n-1$ molécules d'eau.

Nous citerons les dextrines, les celluloses, les amidons, le glycogène.

II. — Cycle des Hydrates de Carbone dans l'organisme.

A. — Sources des Hydrates de Carbone.

On distingue une triple source :
1° l'alimentation hydrocarbonée ;
2° les réserves ;
3° les protéiques et les graisses.

1° *Alimentation hydrocarbonée*. — Les aliments hydrocarbonés fournissent :

a) des *hydrates de carbone directement assimilables* ; ce sont les glycose, levulose, galactose.

b) *des saccharoses* ; ils ne sont absorbés qu'après leur dédoublement en deux molécules de glycose ; la saccharose grâce à l'action de l'invertine, la lactose au moyen de la lactase, la maltose par la maltase ; ces ferments appartiennent plus à l'extrait même de la muqueuse qu'au suc intestinal proprement dit, la salive renfermerait également un ferment inversif agissant sur le saccharose (Roger, L. G. Simon).

c) les *matières amylacées*. — Elles subissent l'action de la salive et du suc pancréatique. Les amylases seraient transformées en dextrine et maltose puis en glycose, grâce à deux ferments dont l'action est successive : l'amylase et la maltase[1]. Seul l'amidon cru passe en partie dans le gros intestin ; quant à la cellulose, elle résiste le plus souvent aux ferments solubles digestifs et est attaquée par les ferments figurés qui pullulent dans l'intestin. En réalité c'est

---

1. Cette dernière n'existerait pas dans le suc pancréatique de l'homme.

presque exclusivement au glycose qu'aboutit tout ce travail de transformation. Ces divers hydrates de carbone ingérés sont en très grande partie absorbés, cependant une petite fraction passe dans les fèces, une autre est détruite par les fermentations intestinales, une très faible fraction est éliminée par les urines.

2° *Réserves*. — Elles comprennent avant tout le *glycogène* dont nous étudierons plus loin la nature, l'origine, et les transformations successives.

A côté du glycogène, il semble bien qu'on puisse admettre comme un second type de réserve, le *sucre protéidique*.

3° *Protéiques et graisses*. — Cette source de sucre semble certaine en ce qui concerne les protéiques, probable pour les graisses; la transformation s'opérerait dans le foie.

1° *Aux dépens des matières protéiques*. — Certains acides aminés : le glycocolle, l'alanine, la sérine, la cystine, l'asparagine, l'acide aspartique, l'acide glutamique, peuvent se transformer en glycose; certains autres acides aminés tryptophane, tyrosine, leucine, ne paraissent pas devoir être mis en cause.

Ringer et Lusk ont montré que parmi les premiers acides aminés, le rendement en glucose n'est pas identique, certains comme le glycocolle, l'alanine fournissant une quantité beaucoup plus élevée que l'acide glutamique.

Parmi les matières albuminoïdes, la caséine se place en tête comme agent producteur de sucre, puis viennent la sérumalbumine, la fibrine, l'ovalbumine (Falta).

La quantité de sucre que l'organisme peut tirer des protéiques est loin d'être négligeable. Lambling en citant les chiffres de 56 à 82 p. 100 et en montrant tout ce qu'ils ont d'incertains, incline à admettre plutôt le second obtenu par Falta.

2° *Aux dépens des graisses*. — Cette source est plus constestable, au moins en ce qui concerne le sujet sain. Chauveau, Seegen, Bouchard, admettent cette transformation.

B. — Les Hydrates de Carbone dans l'organisme normal. Où se rencontrent-ils ? Sous quelles formes ?

Les hydrates de carbone existent dans l'organisme normal :

1° Dans les humeurs.

2° Dans les tissus.

1° **Hydrates de carbone des humeurs**. — On considérait autrefois que les humeurs — et en particulier lesang — renfermaient le glycose à l'état libre (*forme de transport des hydrates de carbone*); en réalité l'état sous lequel se trouvent les hydrates de carbone dans les humeurs est plus complexe. Nous étudierons surtout le sucre du sang, nous dirons un mot ensuite du sucre urinaire.

A. **Sucre du sang**. — Claude Bernard admettait que le sucre du sang était du *glucose*; en réalité on peut retrouver dans le sang un certain nombre d'autres sucres (saccharose, levulose, maltose, lactose, galactose, pentoses, etc.); mais ces sucres n'y sont jamais qu'accidentellement et en très faible quantité.

On doit par contre distinguer deux variétés de sucre sanguin : le *sucre libre* — le *sucre protéidique*; la réunion de ces deux sucres donnant le *sucre total*.

Le sucre libre. — Il a été de beaucoup le plus étudié.

Claude Bernard montra d'une façon *certaine* l'existence de glucose dans le sang normal. Avant lui Mac Gregor puis Magendie considéraient la présence de sucre dans le sang d'un individu normal comme accidentel et provenant exclusivement de l'alimentation végétale.

Après Claude Bernard, avec la méthode des osazones, Hedon, Hanriot démontrent la présence dans le sang normal d'un composé pur, présentant tous les caractères du glucose. A. Dastre et M. Arthus, par la dialyse, constatent que ce sucre est à l'état de liberté chimique. Lépine, Finzi cependant ne considèrent pas comme acquis d'une façon certaine que ce sucre soit absolument libre. Cependant on admet aujourd'hui généralement les conclusions de Dastre et M. Arthus.

Siège. — Le sucre libre existe-t-il dans le plasma et dans les globules ?

On admet communément que les globules renferment une certaine quantité de sucre libre, mais que ce sucre existe en quantité plus grande dans le plasma.

C'est dans le plasma qu'il faut doser le sucre libre.

Quantité. — La teneur du plasma en sucre libre est plus forte dans le sang *artériel* que dans le sang *veineux.*

Chez l'homme à l'état de santé la teneur du sang veineux en sucre libre oscille entre 0,88 et 1,05 avec une moyenne de 0,96 (Grigaut, Brodin et Rouzaud).

Gilbert et Baudouin donnent le chiffre de 0,88 à 1 gr. 30 chez un sujet au repos et à jeun ; le sang étant prélevé le matin dans une veine du pli du coude.

Hopkins et Joslin admettent les chiffres de 0,6 à 1,10 p. 1.000.

D'une façon générale nous dirons que le *taux moyen de sucre libre est de 1 p. 1.000.*

Variations physiologiques. — Le taux du sucre libre peut subir des variations du fait d'une série de causes physiologiques. On peut poser en principe cependant avec Bierry qu'il existe pour chaque individu une « constante glycémique » qui exprime « l'état d'équilibre entre la production et la consommation du sucre libre ». Bierry admet que l'individu normal présente un taux de sucre libre relativement fixe et qui lui est personnel.

Les influences physiologiques diverses qui peuvent retentir sur la glycémie sont les suivants :

a *Alimentation*. — L'alimentation agit sur la glycémie. Gilbert et Baudouin ont étudié chez l'homme sain ces variations et montré qu'après l'absorption à jeun de 100 à 150 grammes de glucose, le taux du sucre s'élève légèrement et atteint son maximum au bout d'une heure, puis après 3 ou 4 heures le chiffre redevient normal. Baudouin appelle coefficient glycémique après une heure

$$\frac{\text{taux glycémique 1 heure après ingestion}}{\text{taux glycémique avant l'ingestion}}$$

Ce coefficient ne dépasse pas 1.35.

Achard, Ribot et Binet, ont constaté après l'ingestion de 20 grammes de glucose, une légère augmentation, une demi-heure après, du taux de glucose (0,10 à 0,25) qui disparaissait au bout d'une heure. Rouillard a étudié comparativement le galactose, le glucose et le levulose et observé les mêmes faits ; Jacobsen, Hammann et Hirshmann, Williams et Humphreys ont dosé le sucre du sang de demi-heure en demi-heure après l'ingestion de 100 grammes de glucose.

Le maximum de la glycémie se produirait au bout d'une demi-heure puis le taux glycémique baisserait rapidement pour revenir au chiffre primitif au bout de 2 heures.

L'élévation du taux varie de 1.4 à 1.7 p. 1.000.

b) *Injection intra-veineuse de sucre.* — Des nombreuses expériences effectuées, on peut conclure que l'hyperglycémie est à son maximum dès le début de l'injection puis très rapidement le taux du sucre redevient normal. Il faut du reste faire entrer en ligne de compte le taux du glucose injecté et la rapidité de l'injection.

c) *Inanition.* — Elle provoque d'abord une augmentation puis une baisse progressive de la glycémie.

c) *Saignées.* — Claude Bernard avait observé que la saignée peut produire une augmentation de la teneur en sucre du sang. Une saignée à blanc, ou plusieurs saignées successives modifient le sucre du sang. On évitera donc dans les examens en séries de prendre une trop grande quantité de sang et de répéter trop souvent les prises.

d) *Efforts musculaires.* — Ils augmentent la glycémie.

e) *Asphyxie.* — Elle provoque nettement de l'hyperglycémie.

b) *Agonie.* — La teneur du sang en sucre libre au moment de la mort est très faible.

c) *Réfrigération.* — La réfrigération brusque détermine de l'hyperglycémie.

f) *Anesthésie.* — Le chloroforme, l'éther, en inhalation, provoquent de l'hyperglycémie, il en serait de même de la morphine en injection. Mais Baudouin fait remarquer que lorsqu'on prend soin d'injecter aux animaux, une heure avant la prise de sang, de la morphine, l'influence du chloroforme sur la glycémie est peu importante.

g) *Adrénaline.* — Blum, Doyon et Kareff, Noël Paton, Bierry et Gruzewska ont signalé l'hyperglycémie à la suite d'injection d'adrénaline.

Seuil du glucose. — Un point tout particulièrement intéressant concerne les rapports entre les variations du taux de la glycémie chez le sujet normal, et le passage du sucre dans les urines.

Claude Bernard avait noté que la glycémie « au-dessous de 3 p. 100 d'extrait sec du sang » n'amène pas de la glycosurie; mais « au-dessus », la glycosurie se produit. En d'autres termes Claude Bernard admettait l'existence d'un seuil pour le glucose, au-dessous duquel il n'apparaissait pas dans l'urine, au-dessus duquel on l'y notait.

Le fait énoncé par Claude Bernard était exact, mais le chiffre était trop élevé. Ambard qui a fait de l'étude des seuils en physiologie rénale une étude très complète a bien insisté sur ce fait et montré comment on pouvait, grâce à la recherche de la constante uréo-secrétoire calculer le chiffre exact de ce seuil. Nous reviendrons plus loin sur ce point.

Sucre protéidique. — Figuier en 1855 constate que le sang de la veine-porte traité à chaud par un acide fournit du sucre alors que sans ce traitement il ne paraît pas en contenir. Lehman concluait à l'existence d'une combinaison copulée du sucre.

En réalité c'est Pavy qui le premier en 1901, démontra qu'il existe dans le sang, à côté du glucose un autre hydrate de carbone, lequel est amené à l'état de sucre réducteur par un acide minéral. Il admet qu'une partie de la matière hydrocarbonée du sang entre dans la constitution des protéiques sanguins, afin que, se trouvant ainsi enfermée et stabilisée, elle ne puisse plus s'écouler par le rein hors de l'organisme.

Frank et Bretschneider en 1911 estiment qu'il existe dans le sang, aussi bien dans les globules que dans le plasma, librement dissous, un hydrate de carbone complexe, qui par ébullition avec un acide étendu, donne un sucre fermentescible.

R. Lépine envisage la question d'une façon un peu différente.

En 1890, il constate avec Barral qu'il se produit *in vitro* dans le sang normal, maintenu une heure à 58° (pour empêcher la glycolyse) un dégagement de sucre : il explique ce fait par la transformation du glycogène hématique en glucose. En 1905, il modifie son opinion première et admet que ce dégagement de sucre provient de deux produits de conjugaison de l'acide glycuronique — ou même qu'une partie de ce sucre virtuel est à l'état de glycoside. — De l'ensemble de ses travaux sur la question, on peut admettre qu'il décrit sous le nom de sucre combiné du sang, d'une part *le sucre virtuel faiblement combiné* se dégageant sous l'influence d'un ferment contenu dans la paroi des vaisseaux et d'autre part un *sucre se dégageant par le chauffage de l'extrait de sang* en présence d'acides inorganiques. Le sucre combiné aurait ainsi pour source des substances diverses (glycogène, composés glycuroniques, glycérides).

Bierry, Rane et Mme Randoin-Fandard ont démontré les faits suivants :

1° L'existence d'un sucre faiblement combiné ou spontanément dégageable *in vitro* admise par Lépine est *inexacte*.

On ne trouve pas de glycogène dans le sang en quantité appréciable (Arthus).

Il ne se forme pas dans le sang abandonné 15' à 45' *in vitro* de sucre réducteur aux dépens de composés glycuroniques ou de toute autre combinaison susceptible d'être rompue par l'émulsine ou l'invertine comme l'admettait Lépine.

2° Le liquide sanguin privé de ses protéiques ne renferme aucune substance qui par hydrolyse ait un pouvoir réducteur.

3° Il existe dans le sang, à côté du sucre libre, du sucre engagé en combinaison et entrant dans la constitution moléculaire de certaines substances protéiques du sang; c'est *le sucre protéidique*. Ce sucre peut être libéré *in vitro* et dans le cas ou le sang a été préalablement privé du sucre libre qu'il renferme, peut être isolé à l'état de glucose.

Nous décrirons donc sous le *nom de sucre protéidique*, le sucre engagé en combinaison avec les protéiques du sang, et libérable *in vitro* par *hydrolyse*.

Propriétés du sucre protéidique. — Ce sucre protéidique, dont l'étude a été, jusqu'à ces dernières années, presque complètement laissée de côté, joue très probablement un rôle capital dans le métabolisme des hydrates de carbone, ainsi que nous le verrons plus loin.

Il existe à la fois dans le plasma et dans les globules sanguins, mais il est *plus abondant* dans le *plasma* que dans les globules.

Il est plus abondant dans le sang veineux que dans le sang artériel, c'est l'inverse de ce qui existe pour le sucre libre.

Son taux normal est chez l'homme légèrement inférieur au sucre libre; il peut chez certains animaux (cheval, vache, poulpe, crapaud) lui être nettement supérieur.

Son taux est *remarquablement fixe*, comme l'a montré Bierry, pour un même individu normal, soigné dans les mêmes conditions.

Il existe en plus ou moins grande proportion dans les albumines des divers plasmas, et il peut être établi un rapport entre ce sucre protéidique et la teneur en azote de la substance protéidique : rapport propre à une espèce donnée et à un individu donné.

Les seuls variations qu'on ait pu constater chez l'animal[1] normal sont les suivantes :

Inanition. — Augmente le sucre protéidique (tandis que le sucre libre qui d'abord avait légèrement augmenté, diminue ensuite).

Abondantes saignées. — Aucune action immédiate.

Asphyxie. — Aucune action.

Agonie. — Variations importantes dans un sens ou dans l'autre.

Réfrigération. — Peu d'action.

Adrénaline. — Augmente le sucre protéidique (cette augmentation débute plus tardivement et finit également plus tardivement que celle du sucre libre).

Chloroforme. — Pas d'action.

Le taux du sucre protéidique semble plus fixe encore que celui du sucre libre.

B. Sucre des urines. — Il est classique de dire que l'urine normale ne renferme pas de sucre. Lespiau, Brucke, avaient signalé, il y a longtemps, que l'urine normale contient des substances réductrices. Fluckiger, l'estimant en glycose, admet que le chiffre des hydrates de carbone urinaires oscille entre 1 gr. 50 et 2 gr. 50 par litre. Salkowski donne le chiffre de 2 gr. 50 à 5 grammes.

Gilbert et Baudouin ont repris cette question, en se servant de la défécation des urines par le réactif de Patein afin d'éliminer la créatinine et l'acide urique, et en opérant le dosage par la méthode de Mohr-Bertrand. Ils concluent avec Donge et Lambling, Schondorff, que l'urine normale contient une petite quantité d'hydrates de carbone. Ces hydrates de carbone sont complexes ; « il serait tout à fait

---

1. Ces conclusions ne sont peut-être pas absolument applicables à l'homme. Nous faisons en ce moment avec Bierry des recherches à ce sujet.

inexact de n'y voir que de la glycose ; l'acide glycuronique, et surtout les pentoses, en font certainement partie ». Les chiffres trouvés oscillent entre 0,13 et 1,08 au litre, soit 0,25 à 1,24 par 24 heures ; la moyenne émise en 24 heures serait de 0,66. Bernier estime que la glycose fait défaut dans l'urine normale ; on ne retrouverait que de l'acide glycuronique et ses conjugués, la saccharose serait constamment décelable et la glycose qu'on y constate serait due à un dédoublement de la saccharose au cours des traitements chimiques.

Nous retiendrons que les méthodes courantes de recherche en clinique, ne permettent pas d'en déceler dans l'urine normale ; *la glycurie normale ne peut donc être retrouvée par les procédés habituels de recherche et dans la pratique on pourra regarder comme anormale toute urine qui donnera une réaction positive par les techniques usuelles.*

2º **Hydrates de carbone des tissus.** — Les hydrates de carbone des tissus se présentent sous forme de glycogène.

Propriétés du glycogène. — C'est une poudre amorphe, blanche, soluble dans l'eau, insoluble dans l'éther et l'alcool, non dialysable. Les solutions aqueuses de glycogène sont fortement opalescentes, le glycogène ne réduit pas la liqueur de Fehling et ne fermente pas sous l'influence de la levure de bière ; il dévie à droite la lumière polarisée. Bouilli avec des acides minéraux étendus, il se transforme en dextrines et maltose, puis glycose. Il se colore en brun acajou par la liqueur iodo-iodurée.

Siège. — Le glycogène se rencontre dans beaucoup de tissus, contrairement à ce qu'admettait Claude Bernard, qui pensait que seul le foie en renfermait. Nous retiendrons surtout les deux foyers principaux : le *foie* et les *muscles*.

Foie. — La teneur du foie en glycogène atteint 8 à 10 p. 100 du poids de l'organe frais (à peu près la moitié ou les 2/5ᵉ du glycogène total de l'organisme).

Il est relativement facile de faire varier expérimentalement la teneur en glycogène du foie : l'inanition, le travail musculaire, le refroidissement, l'injection de strychnine, d'adrénaline, de pilocarpine, diminuent le glycogène du foie, il augmente au contraire avec une alimentation spéciale, à la suite d'ingestion d'antipyrine, morphine, acétanilide. Il est par contre difficile d'affirmer sa disparition totale.

Lépine fait remarquer que chez l'homme, le foie ne pouvant renfermer plus que 8 à 10 p. 100 de son poids de glycogène, s'il en possède avant l'ingestion de sucre 6 à 7 p. 100, il ne pourra guère en retenir que 2 p. 100 environ de son poids, soit 30 grammes, ce qui est une quantité relativement faible. Lambling et Garnier, en opérant sur des foies de suppliciés une à deux heures après la mort, n'ont constaté chez le foie de l'homme que 2 à 4 p. 100 de glycogène.

Muscles. — Les muscles renferment à peu près les 2/5ᵉ du glycogène total, approximativement la même quantité que le foie. Le muscle en renferme environ 0,5 à 1 p. 100 de son poids d'organe frais, exceptionnellement il peut en contenir jusqu'à 4 p. 100.

Le travail musculaire suffisamment prolongé, l'injection de strychnine amenant des convulsions intenses, provoquent une disparition presque complète du glycogène musculaire.

C. — Destinée des hydrates de carbone dans l'organisme.

La destinée des hydrates de carbone dans l'organisme est d'être ramenés finalement à l'état d'eau et d'acide carbonique. On sait en effet que les hydrates de carbone sont brûlés dans l'organisme, leur quotient respiratoire étant égal à *1*.

D'autre part la teneur en sucre du sang est relativement fixe, il existe donc dans l'organisme un mode de régulation dans le métabolisme des hydrates de carbone.

Nous aurons donc à étudier :

1° *La mise en réserve des hydrates de carbone dans l'organisme.*

2° *La destruction du sucre par l'organisme.*

1. Mise en réserve.

Cette mise en réserve s'opère par un triple mécanisme :

A. — La transformation en graisse.

B. — La formation de glycogène.

C. — La formation du sucre protéidique.

A. — Transformation en graisse.

La transformation en graisse des hydrates de carbone ne s'opère que lorsque les réserves d'hydrates de carbone atteignent leur maximum ; la démonstration de ce fait a été donnée depuis longtemps et les observations des éleveurs vérifient, pourrait-on dire chaque jour, le bien-fondé de cette assertion.

B. — Glycogénèse.

La formation du glycogène est beaucoup plus complexe ; nous nous étendrons plus longuement sur elle. Il faudrait distinguer ici le glycogène du foie et celui des muscles ; ce dernier se formant très probablement aux dépens du glycose du sang. Bouchard et

Desgrez admettent même que les muscles pourraient faire du glycogène avec de la graisse.

La formation du glycogène aux dépens du foie a été la plus étudiée ; c'est de beaucoup la plus importante en ce qui concerne la physiologie pathologique du diabète, les muscles gardant leur glycogène pour leurs propres besoins et n'en cédant une partie au sang que très exceptionnellement.

Le sucre arrive au foie par la veine-porte, il subit dans cet organe une série de modifications qui aboutissent finalement à sa mise en liberté dans le torrent circulatoire. Le foie serait l'organe régulateur arrêtant le sucre qui provient de l'intestin et le fournissant aux organes périphériques au fur et à mesure de leurs besoins.

Rôle du Foie dans la glycogénèse.

La glycogénèse est caractérisée par un double mécanisme découvert par Claude Bernard.

a) Le foie emmagasine le sucre fourni en le transformant.

b) Le foie opère une retransformation pour la mise en liberté du glucose dans le sang.

α) **Emmagasinement des hydrates de carbone par le foie.** — Cet emmagasinement se ferait sous forme de glycogène.

Le glycogène hépatique se formerait :

1° *Aux dépens des hydrates de carbone alimentaires.* — Le foie transforme d'abord en glycose tous les sucres que lui fournit la digestion, avant de les condenser sous la forme de glycogène.

2° *Aux dépens des protéiques.* — Claude Bernard, Naunyn, Külz, Seegen ont montré que le glycogène peut se former aux dépens des matières albuminoïdes.

Pflueger admit pendant longtemps que les protéiques ne fournissaient du glycogène qu'autant qu'ils étaient eux-mêmes porteurs d'un groupe hydrocarboné (la viande renfermant du glycogène); il s'est finalement rallié à l'opinion de Claude Bernard.

Certains acides aminés pourraient ainsi se transformer en glycose. Le rendement ne serait sans doute pas identique pour tous (plus élevé par exemple avec le glycocolle et l'alanine qu'avec l'acide glutamique (Ringer et Lusk).

La caséine semble donner le maximum de rendement, puis viennent d'après Falta la sérum albumine, la fibrine, la sérum globuline, l'hémoglobine, l'ovalbumine.

3° *Aux dépens des graisses.* — Dans les molécules des graisses il existe une copule qui produit certainement du glycogène, c'est la glycérine.

Mais la glycérine représente moins d'un dixième du poids de la molécule des graisses; les acides gras qui sont le constituant principal sont-ils producteurs de glucose. Le fait semble probable pour certains auteurs, mais on ne peut le considérer comme démontré.

Lambling estime même que tous les résultats expérimentaux ne sont pas favorables à cette hypothèse. Bouchard et Desgrez ont montré que l'ingestion de quantités considérables de graisse chez le chien à jeun depuis longtemps, n'augmente pas la teneur du foie en glycogène ; toutefois elle accroît la réserve en glycogène du tissu musculaire.

Mode de formation. — Le mode de formation du glycogène reste inconnu ; il s'agirait très probablement d'un ferment à réaction réversible.

β. **Libération du glycose par le foie.** — Le foie livre du glucose aux veines sus-hépatiques, la quantité devenue libre qui existe dans la veine sus-hépatique est toujours supérieure à celle qui existe dans la veine-porte.

Comment se fait cette libération?

PAR TRANSFORMATION DU GLYCOGÈNE EN GLUCOSE. — Le foie transforme le glycogène en glucose grâce à un ferment diastasique qui est produit par la cellule hépatique (expérience du foie lavé, — Claude Bernard).

FACTEURS INFLUANT SUR CETTE TRANSFORMATION: SYSTÈME NERVEUX. — La piqûre du plancher du 4ᵉ ventricule provoque en même temps que la glycosurie la disparition du glycogène hépatique.

On a admis l'existence de filets glyco-sécréteurs au niveau des splanchniques (Vulpian) ; le fait est loin d'être démontré.

b) *Toxiques.* — L'antipyrine, la quinine, l'opium gênent la transformation du glycogène en sucre.

c) *Sécrétions internes.* — Certaines sécrétions internes, en particulier celle du pancréas et l'adrénaline influent sur le glycogène hépatique.

L'ablation du pancréas détermine une diminution considérable du glycogène hépatique, la fonction d'arrêt du foie sur le sucre cesse d'intervenir; l'injection d'adrénaline déterminerait également une disparition du glycogène du foie (Doyon, Morel et Kareff — Bierry et Gatin Gruzewskia) soit en mobilisant le glycogène hépatique, soit en entravant la formation du glycogène aux dépens du glycose ; il est à signaler que l'adrénaline est sans action après section intrathoracique des splanchniques. Nous rappellerons également que A. Mayer a montré que l'ablation des surrénales empêche la piqûre du plancher du 4ᵉ ventricule de produire son effet (d'où action de l'adrénaline).

Objections à la théorie de la glycogénèse. Théorie de Pavy. — La théorie de la glycogénèse n'explique donc peut-être pas d'une façon absolue le mécanisme de la mise en réserve des hydrates de carbone dans l'organisme. Nous venons de voir qu'il existait très probablement une autre source de sucre que le glycogène.

Pavy s'est élevé dans de nombreux travaux contre la théorie de la glycogénèse hépatique ; les hydrates de carbone existent pour Pavy dans le sang sous une autre forme que le sucre ; le métabolisme des hydrates de carbone passe par trois stades :

1er stade. — Les hydrates de carbone franchissent une double barrière ; *villosité intestinale* au niveau de laquelle le lymphocyte constituerait le véhicule à la fois des peptones et des hydrocarbones. Si une certaine quantité d'hydrates de carbone franchissait cette barrière sans être incorporée aux lymphocytes, elle serait dans le foie transformée en glycogène ou en graisse.

2e stade. — Le lymphocyte passe dans les chylifères puis dans le sang; les lymphocytes sont dissous par autolyse et transformés en protéine passant dans le chyle et le plasma sanguin et de là dans les tissus.

3e stade. — Les molécules de glycogène hépatique sont transformées en molécules de sucre puis fixées aux molécules de protéine sous forme de chaînes latérales.

La théorie de Pavy est intéressante en ce qu'elle ne considère la glycogénèse hépatique que comme un phénomène accessoire et qu'elle montre bien les points faibles de la théorie glycogénique; mais elle renferme toute une série d'hypothèses qui sont loin d'être démontrées. Nous devons nous rappeler que Pavy eut le très grand mérite de découvrir le sucre protéidique.

C. — Formation du sucre protéidique.

Quand le glycogène a disparu de l'organisme (jeûne, etc.), le sang continue à renfermer du sucre.

D'autre part chez le diabétique, ainsi que nous le verrons plus loin, il est certain que du sucre se forme en dehors du glycogène ; il paraît en effet bien difficile d'admettre que le seul glycogène hépatique puisse fournir la quantité de sucre excrété par ces malades en dehors de toute alimentation hydrocarbonée.

Doit-on considérer exclusivement comme anormale et pathologique, cette source de glycose, et ne peut-on admettre qu'il s'agit en réalité d'un processus physiologique, peut-être anormalement développé ?

La question a une très grosse importance physiologique : Chauveau, Bouchard, A. Gautier admettaient la 2ᵉ hypothèse sans en fournir le mécanisme.

Le sucre protéidique paraît bien représenter une véritable deuxième forme (H. Bierry) de réserve de la matière sucrée (réserve qui avait échappé à Cl. Bernard) et le terme de passage entre les protéines et le glucose.

Deux séries d'expériences militent en faveur de ces faits :

1º *Le sucre protéidique peut se former* in vitro *aux dépens de certains sucres et constitue pour eux une mise en réserve sous une forme nouvelle.* — Levene et Meyer ont montré que si on met en contact du suc de plasma musculaire et de la glycose, en présence d'extrait aqueux de pancréas, la glycose ne glycolyse pas comme le croyait Cohnheim, mais elle entre dans une combinaison dont elle peut être libérée par hydrolyse acide. Ce mélange, extrait de pancréas et plasma musculaire, est mis en présence de glucose, lévulose, galactose, arabinose, xylose, lactose, etc. Seules glycose et lévulose subissent la condensation en sucre protéidique ; le pouvoir réducteur diminue ou disparaît ; on le retrouve par hydrolyse avec des acides minéraux.

2° Le sucre protéidique subit au niveau du foie un remaniement complet avec mise en liberté de sucre libre aux dépens des protéiques (Bierry et Rathery). Les auteurs ont montré que si, comme l'avait trouvé Cl. Bernard, le sang sus-hépatique est plus riche en sucre libre que le sang porte, c'est l'inverse qui existe pour le sucre protéidique. Si l'on étudie le rapport $\dfrac{\text{N protéidique}}{\text{Sucre protéidique}}$ dans la V. porte et la V. sus-hépatique, on constate que ce rapport est beaucoup moins élevé dans le plasma de la veine-porte que dans celui de la veine sus-hépatique. On est donc autorisé à conclure que « le plasma sanguin subit dans le foie un remaniement qualitatif et quantitatif et qu'il se fait, en particulier dans cet organe, une libération du sucre aux dépens des protéiques plasmatiques. »

2. — Destruction du sucre dans l'organisme.

Le sucre est continuellement détruit dans l'organisme : les hydrates de carbone représentent plus de 50 p. 100 de la valeur énergétique totale de la ration : tous les tissus les consomment à des degrés divers.

Nous avons à étudier :

1° les étapes chimiques de destruction du glucose ;

2° le mode de destruction ;

3° l'agent de la destruction.

Étapes successives. — On tend à admettre actuellement que l'oxydation du glucose ne porte pas directement sur la molécule encore intacte, mais que la destruction commence par un dédoublement en divers fragments, puis se termine par la combustion de ces fragments.

Il serait très intéressant de connaître les produits de simplification du glucose dans l'organisme.

L'acide lactique semble bien être une des étapes de la transformation du glucose. On peut même admettre que c'est la seule établie avec certitude. Les autres « ne sont que vraisemblables » (Lambling).

Lambling donne le schéma suivant :

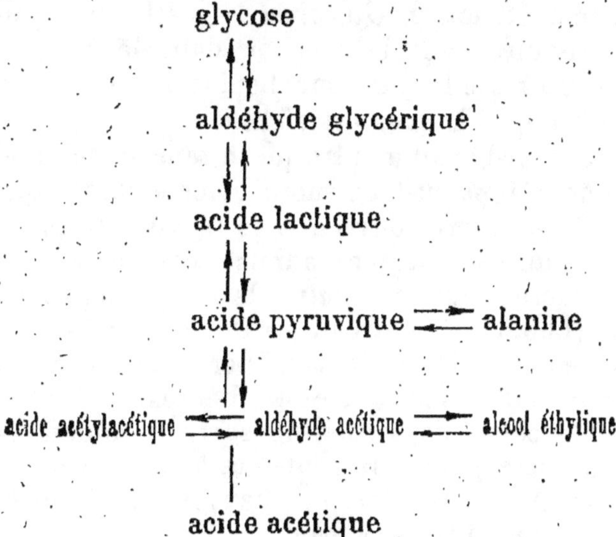

Quant aux destinées de l'acide acétique lui-même, elles sont encore mal connues. Bach et Battelli admettent le dédoublement de l'acide acétique en méthane et acide carbonique puis oxydation du méthane en acide formique puis dédoublement de l'acide formique en CO_2 et H.

Il est très important de faire remarquer que « toutes les étapes de la dégradation du glycose peuvent être parcourues par l'organisme en sens inverse ; c'est-à-dire dans le sens d'une reconstruction synthétique ». L'alanine (amino-acide), fournit en circulation artificielle dans le foie de l'acide lactique (Noorden et Embden), de plus elle est peut-être productive de sucre, l'acide lactique également (Embden et Salomon). De même l'acide pyruvique peut être producteur d'acide acétylactique et cet acide est un « déchet des graisses » On s'explique ainsi la « pénétration réciproque des échanges nutritifs intermédiaires des trois grandes catégories d'aliments. »

Modes de destruction. *Glycolyse.* — Cette glycolyse peut se produire dans le sang ou dans les tissus ; le sang veineux renferme pour Lépine 1/8 en moins de sucre libre que le sang artériel.

Claude Bernard avait montré que le sang abandonné à lui-même s'appauvrit en sucre et cela assez rapidement ; — ce fait retrouvé depuis par de multiples auteurs est universellement admis. Bien plus si on ajoute du sucre au sang *in vitro*, le sang s'appauvrit en sucre (Lépine et Métros). — On peut admettre qu'en moyenne un litre de sang perd *in vitro* à 37° environ 1 gr. 50 de sucre en douze heures.

En réalité cette disparition du sucre libre dans le le sang ne correspond pas peut-être à une véritable destruction. Nous avons vu plus haut les expériences de P. A. Levene et G. M. Meyer.

Lépine appelle *fausse glycolyse*, celle qui est consécutive à la formation de sucre combiné aux dépens du sucre libre. Il y a là un processus qui, pour lui, jouerait un rôle très important dans la disparition d'une certaine quantité de sucre libre dans le sang. En rapportant la glycolyse au sucre total, il a la glycolyse totale réelle qu'il oppose à la glycolyse portant sur la simple recherche de l'état du sucre libre (glycolyse apparente). Bierry a bien montré qu'en réalité cette formation spontanée *in vitro* de sucre protéidique aux dépens de sucre libre *ne correspondait pas à la réalité*.

Lépine avec une série de collaborateurs (Barral, Boulud, Metros) a étudié cette glycolyse surtout dans le sang *in vivo* et *in vitro*.

Voici les résultats principaux qu'ils ont pu enregistrer.

a) la glycolyse est *optima* à 39°, elle disparaît au-dessous de + 10 et au-dessus de + 58.

b) la glycolyse ne se produit qu'en milieu très légèrement alcalin ou neutre (Rona et Wilenko); Ambard a proposé d'utiliser cette propriété pour empêcher la glycolyse du sang, en additionnant ce dernier de phosphate monopotassique à un taux déterminé (10 gr. par litre de sang).

Elle est entravée également par le fluorure de sodium (Arthus), ce dernier empêchant le ferment glycolytique contenu dans les éléments du sang de diffuser dans le sérum.

c) le taux de la glycolyse est proportionnel au titre de la solution en glucose; aussi Lépine n'exprime-t-il pas la glycolyse par le chiffre absolu de la perte du sucre, mais en rapportant celui-ci à 100 grammes du sucre initial.

d) la glycolyse est favorisée par certaines substances et notamment par les sucs d'organes et spécialement l'extrait pancréatique.

L'ablation du pancréas diminue l'hémoglycolyse (Lépine et Barral).

Les excitations du pancréas amènent une augmentation de la glycolyse. Le pancréas est-il indispensable à la glycolyse, comme le veut de Meyer? Lépine ne le pense pas.

Agents de la glycolyse. — L'agent de la glycolyse est inconnu.

On admet qu'il s'agit d'un *ferment* contenu dans les sucs d'organes et dans les globules du sang (blancs et rouges[1]); le sérum en serait dépourvu (Lépine et Barral), en réalité ce ferment n'a jamais été isolé; Lépine et Barral auraient pu simplement le précipiter. Ce ferment glycolytique serait unique ou multiple.

Lépine admet que tous les tissus produisent deux substances distinctes.

1° Une *cytase.* — Perdant toute action un peu au-dessous de 50°. Elle serait capable de dédoubler la molécule de sucre dans des conditions convenables.

2° Une *autre substance* (de Meyer) *résistant à une haute température* 115° (de Meyer), ne possédant pas de pouvoir glycolytique, mais activant la cytase glycolytique. Cette substance existe en abondance dans le pancréas, mais elle n'est pas exclusivement produite par le pancréas. De Meyer a réussi à préparer un sérum antiglycolytique par injection à des animaux de sang ou d'exsudats pleuraux ce sérum injecté à l'animal normal, provoquerait de l'hyperglycémie et de la glycosurie.

3. — Rôle et importance des hydrates de carbone chez le sujet normal.

Le rôle des hydrates de carbone est considérable chez le sujet normal.

---

1. Les éléments de la série lymphoïde seraient dépourvus d'activité; seuls renfermeraient un ferment glycolytique, ceux de la série myéloïde (Chelle et Mauriac).

A. — Rôle dans la ration alimentaire.

1° Dans la ration alimentaire les hydrates de carbone représentent *le chiffre le plus élevé.*

                Albuminoïdes.   104,5
                Graisses.   65,8
                Hydrates de carbone. . . .   417

Ils constituent d'une part l'aliment le mieux utilisé (maximum d'absorption intestinale), d'autre part, au point de vue social, c'est celui qui est de beaucoup le moins coûteux; enfin contrairement aux albuminoïdes, il fournit un minimum de déchets qui peuvent être toxiques pour l'organisme.

2° Dans la *ration de travail*, ce sont certainement les hydrates de carbone dont la consommation est la plus accrue (près de trois fois plus). Ils jouent un rôle considérable dans le régime des sports. La valeur des sucres dans les marches d'entraînement, dans les épreuves sportives, a été nettement démontrée.

B. — Importance des hydrates de carbone au point de vue de l'équilibre nutritif.

a) *Les hydrates de carbone* sont indispensables à l'alimentation de l'homme. On a admis pendant longtemps que les substances alimentaires pouvaient être remplacées, calories par calories les unes par les autres, c'est ce qu'on a appelé la loi de l'isodynamie des aliments. On ajouta bientôt ce correctif qu'un minimum d'albumine était indispensable. Cette loi de l'isodynamie a régi pendant fort longtemps, tous les problèmes de l'alimentation du sujet normal ou malade; beaucoup de médecins, notamment en Allemagne, établissent leurs régimes alimentaires spécialement chez les diabétiques, en utilisant le calcul des calories.

Or les travaux de ces dernières années ont montré que la loi de l'isodynamie des aliments était *pour le moins insuffisante* pour établir la ration alimentaire.

A côté du besoin quantitatif en calories, il existe un besoin *qualitatif d'aliments*. En négligeant de tenir compte de ce fait capital, on *peut voir un sujet dépérir avec une ration calorimétriquement parfaite*.

Ce besoin qualitatif d'aliments peut s'exprimer de la façon suivante :

1° Certaines substances sont indispensables pour la ration d'entretien et de croissance : ce sont les *vitamines d'une part* — *des acides aminés* particuliers d'autre part — enfin une quantité déterminée quantitativement et qualitativement de *principes minéraux*.

2° *Aucun des trois types d'aliments n'est interchangeable l'un avec l'autre* « un certain équilibre entre les protéiques, les graisses et les sucres de la ration est indispensable pour éliminer les accidents du métabolisme » (Bierry). Il existe donc un minimum d'hydrates de carbone comme il existe un minimum de graisse et un minimum d'albuminoïde. Et ce minimun d'hydrates de carbone est variable avec la composition de la ration globale.

Desgrez et Bierry ont insisté sur l'importance de cet état d'équilibre réciproque des aliments. Bien plus, la qualité même de l'hydrate de carbone joue un rôle; il existe des minima de sucres indispensables « suivant la structure chimique et la fonction de l'hydrate de carbone considéré et la constitution moléculaire des autres aliments entrant dans la composition de la ration » (Bierry).

b) Les hydrates de carbone permettent une meilleure utilisation des aliments azotés; l'apport d'un surplus d'hydrates de carbone a pour résultat d'abaisser la quantité de l'azote urinaire (Luthje-Cathcart).

c) La privation d'hydrates de carbone amène chez le sujet sain des accidents particuliers caractérisés par de l'acétonurie et de l'acidose (excrétion des corps acétoniques). Il suffit de faire ingérer 50 à 60 grammes d'hydrates de carbone pour faire cesser ces manifestations. Cette acidose du jeûne hydrocarboné a une importance capitale dans l'étude du diabète. Nous verrons en effet qu'une des complications les plus graves de ce syndrome réside dans l'apparition de l'acidose. L'acidose du jeûne hydrocarboné est-elle identique à celle du diabète ou doit-elle reconnaître un mécanisme différent. Nous traiterons la question quand nous étudierons l'acidose diabétique.

On peut déduire des faits précédents que comme l'a écrit Bouchardat : « C'est une chose grave de supprimer les hydrates de carbone de l'alimentation » et que la maladie de la nutrition qui se caractérise essentiellement par un trouble dans le métabolisme des hydrates de carbone doit toucher l'organisme dans ses forces vives et amener des perturbations telles qu'elles peuvent conduire à la mort.

DEUXIÈME PARTIE

PHYSIOLOGIE PATHOLOGIQUE DU DIABÈTE

Le diabète est avant tout caractérisé par un trouble dans le métabolisme des hydrates de carbone, se traduisant par de la glycosurie.

Nous devons étudier successivement :

1° Le trouble du métabolisme hydrocarboné;

2° Les conséquences de ce trouble au point de vue biologique.

I. — LE TROUBLE DU MÉTABOLISME DES HYDRATES DE CARBONE

Nous envisagerons :

A. La nature des troubles portant sur le métabolisme des hydrates de carbone.

B. Les agents qui peuvent intervenir pour les provoquer.

A. — Nature des troubles du métabolisme des hydrates de carbone dans le Diabète.

Le métabolisme normal des hydrates de carbone comprend des actes complexes qui peuvent se résumer en trois principaux :

Apport des hydrates de carbone;

Mise en réserve;

Destruction.

La perturbation de l'un d'entre eux peut entrer en cause dans la physiologie pathologique du diabète.

a. *Excès d'apport*. — *L'excès alimentaire* ne peut intervenir que d'une façon indirecte; il faut qu'il existe déjà un état de déchéance nutritive conduisant à une diminution dans le pouvoir d'assimiler les sucres. Mais à côté de l'excès alimentaire, on peut envisager l'hypothèse d'une surproduction de sucre dans l'organisme.

Cette surproduction peut elle-même ressortir soit d'une transformation anormale des protéiques et des graisses en sucre soit d'une exagération de formation de glycose aux dépens du sucre virtuel. Certains diabétiques fabriquent certainement du sucre aux dépens de leurs albuminoïdes, il s'agit de formes graves du diabète que nous étudierons plus loin.

Faut-il envisager cette surproduction comme le mécanisme habituel du diabète? Certains auteurs l'admettent, mais comme l'a montré Bouchard, la polyphagie et l'autophagie du diabétique, intervenant seules, devraient atteindre un taux qui n'a jamais été observé ;

b. *Mise en réserve*. — 1° Normalement le sucre apporté au foie est transformé en glycogène et celui-ci retransformé en sucre.

a. La *transformation du sucre en glycogène peut faire défaut* — le foie cesse de remplir son rôle d'emmagasinement et de réserve. Le sang est dès lors inondé d'un excès de sucre. Cette azoamylie ou dysazoamylie a été constatée par beaucoup d'auteurs dans le diabète.

b. La retransformation du glycogène en glucose

est plus active que normalement. Il y aurait une exagération de la glycogénie hépatique (Cl. Bernard).

2° Une autre mise en réserve des hydrates de carbone dans l'organisme consiste dans leur transformation en graisse. Or dans le diabète, la formation de graisse aux dépens du sucre pourrait n'être plus possible (Hanriot) d'où excès de glucose.

c. *Insuffisance de destruction.* — Miahle, Jaccoud, Bouchard posent en principe que le sucre cesse d'être détruit chez le diabétique. Quand on étudie le quotient respiratoire d'un diabétique, on s'aperçoit qu'il ne s'élève pas ou très peu à la suite de l'ingestion de sucre (Hanriot-Achard-Rouillart). Il existe une véritable insuffisance glycolytique dans le sang (Lépine) et dans les tissus (Achard).

On se rend finalement compte de la complexité du problème à résoudre ; les uns admettent dans le diabète une hyperproduction de sucre, les autres un manque de destruction. Il est plus vraisemblable d'envisager un mécanisme moins simpliste ; l'une et l'autre des théories précédentes comportent, très probablement, une part de vérité.

L'insuffisance glycolytique paraît jouer un rôle important, mais ce rôle n'est pas exclusif et il est rationnel de penser qu'un excès d'apport peut intervenir également résultant soit d'un trouble dans la glycogénèse, soit d'une modification dans le métabolisme des albumines portant sur le sucre protéidique ou sur une transformation anormalement intense des corps azotés en glucose, soit enfin d'une perturbation dans le métabolisme des graisses : défaut de transformation des hydrates de carbone en graisses ou même peut-être formation de sucre (encore hypothétique) aux dépens des graisses. On arriverait ainsi à cette conclusion, qui cadre assez bien avec les recherches récentes de chimie biologique, que dans le diabète, le métabolisme des hydrates de carbone n'est pas seul touché ; mais qu'il existe également une perturbation plus ou moins profonde dans le métabolisme des albuminoïdes et des graisses.

B. — Agents intervenant dans l'éclosion des troubles précédents.

Nous envisagerons α — l'action du système nerveux.
β — l'action des glandes à sécrétion interne.

a) ACTION DU SYSTÈME NERVEUX

Claude Bernard en 1849 montra que la piqûre du plancher du 4ᵉ ventricule, dans l'espace qui sépare l'origine des deux pneumogastriques, détermine une glycosurie qui débute dès la première heure qui suit l'opération, et disparaît après quatre à cinq heures. Le mécanisme d'action de cette piqûre est probablement complexe, la section des grands splanchniques, ou celle de la moelle entre le bulbe et l'orifice des splanchniques, empêche la glycosurie ; il en est de même de l'ablation préalable des surrénales (A. Mayer). S'agit-il d'un centre inhibiteur ou plutôt glycoformateur, ou bien encore ce centre agirait-il exclusivement sur les surrénales dont l'hyperfonctionnement déterminerait secondairement une action sur la glande hépatique ? En tous cas il semble bien qu'il se produise une excitation de la glycogénèse hépatique.

Ce centre est du reste loin d'être unique. Les lésions de la protubérance (Schiff), des tubercules quadrijumeaux antérieurs, des couches optiques, des pédoncules cérébelleux moyens et postérieurs, la lésion des faisceaux antérieurs et même postérieurs de la moelle, l'extirpation des ganglions sympathiques cervicaux, du plexus cœliaque, l'excitation du bout central du pneumogastrique et même de tous les nerfs sensitifs, la section du sciatique, provoqueraient de la glycosurie. La simple contention d'un animal sur la table d'expérience suffirait à la provoquer par l'intermédiaire des nerfs sensitifs (Pflüger).

On admet aujourd'hui qu'il n'y a pas un centre agissant sur le métabolisme des hydrates de carbone mais des centres multiples. Si le plus souvent, ces centres agissent sur le foie pour déterminer de la glycosurie, il est non douteux que, dans certains cas, le mécanisme est plus complexe, et des modifications fonctionnelles d'autres glandes vasculaires sanguines interviennent conditionnées, peut être, parfois tout au moins, par le système nerveux.

b) ACTION DES GLANDES VASCULAIRES SANGUINES

Les glandes vasculaires sanguines jouent sans aucun doute un rôle très important dans la physiologie pathologique du diabète. Mais ce rôle est loin d'être simple et pour avoir voulu identifier des diabètes relevant exclusivement d'une lésion d'une seule glande vasculaire sanguine, on est arrivé à des conclusions certainement inexactes.

On a basé l'existence de ces diabètes sur les faits suivants :

a) une altération anatomique d'une de ces glandes;

b) les effets de l'opothérapie glandulaire;

c) on y a même joint des études expérimentales portant sur le résultat de l'ablation de la glande ou de sa greffe.

Or ces trois conditions sont manifestement insuffisantes pour créer un type morbide pathogénique spécial de diabète.

L'altération d'une glande vasculaire sanguine peut fort bien n'être qu'accessoire dans le mécanisme pathogénique du diabète; l'opothérapie peut agir à la façon d'une médication quelconque, sans avoir rien de spécifique. Enfin, si, expérimentalement, on a pu créer des glycosuries à la suite d'ablation ou de lésions de certaines glandes vasculaires sanguines, il s'en faut de beaucoup que les types morbides obtenus réalisent toujours cliniquement le diabète humain.

La complexité du problème provient : d'une part des connexions intimes reliant entre elles les diverses glandes vasculaires sanguines; rôle de suppléance, rôle d'antagonisme; or il suffit que l'une quelconque de ces fonctions soient prédominantes pour modifier à l'extrême le tableau morbide. D'autre part, une même glande contient des sécrétions multiples à actions souvent antagonistes que nous ne connaissons pas toutes et dont l'existence vient ainsi compliquer le problème pathogénique.

Nous restons cependant persuadés du très grand intérêt qu'une étude complète de la physiologie des glandes vasculaires sanguines présenterait en ce qui concerne cette question si obscure encore de la physiologie pathologique du diabète; mais les expérimentateurs devraient orienter leurs recherches avec un parti pris moins évident de simplification, qui leur fait considérer comme de nature hypophysaire, pancréatique, ou surrénale, un diabète au cours duquel on constate des altérations anatomiques d'une de ces glandes. Il serait, à notre avis, plus rationnel de chercher systématiquement, d'une part, l'état de toutes les glandes vasculaires sanguines dans toute espèce de diabète et d'autre part d'étudier les manifestations d'hyper et d'hypofonctionnement de chacune d'entre elles dans tous les diabètes. Malheureusement nous ne possédons pas pour beaucoup d'entre elles, malgré les recherches très intéressantes de Claude et Baudouin sur les tests biologiques, de moyens certains nous permettant d'interroger physiologiquement ces glandes.

Nous nous contenterons donc d'exposer pour chacune de ces glandes les faits expérimentaux qui militent en faveur de leur action sur le métabolisme hydrocarboné. Mais nous restons convaincus que cette étude est toute provisoire et que le mécanisme pathogénique du diabète glandulaire est d'ordre beaucoup plus complexe.

C'est dans l'état de synergie fonctionnelle des différentes glandes vasculaires sanguines que doit être cherché la clé du problème; il est probablement bien exceptionnel qu'une seule de ces glandes intervienne dans un cas donné.

Aussi, après avoir exposé l'étude analytique de l'action de chacune de ces glandes dans le métabolisme des hydrates de carbone, nous tâcherons d'aborder très brièvement, dans un travail de synthèse, le rôle réciproque de ces différentes glandes dans ce qu'on a appelé les diabètes polyglandulaires.

On peut schématiser dans le tableau suivant, l'action des glandes vasculaires sanguines sur le métabolisme des hydrates de carbone. Il existerait deux groupes à fonctions opposées :

1° *Glandes agissant sur le métabolisme des hydrates de carbone pour empêcher l'hyperglycémie et la glycosurie.*

Foie (notamment par son rôle de mise en réserve : le glucose étant transformé en glycogène).

Pancréas.

Parathyroïdes.

Le diabète résultant alors d'un *hypofonctionnement* glandulaire.

2° Glandes agissant sur le métabolisme des hydrates de carbone pour produire hyperglycémie et glycosurie.

Foie (par sa propriété de transformer le glycogène en glucose).

Thyroïde.

Surrénales.

Hypophyse.

Le diabète résultant dans ces cas d'un *hyperfonctionnement* glandulaire.

Foie.

Le rôle du foie dans l'éclosion du diabète est très important. Par suite de son double rôle : rôle d'arrêt (mise en réserve) et rôle de mise en liberté du glucose, on peut admettre qu'un hypofonctionnement comme un hyperfonctionnement de l'organe peut déterminer le diabète. Est-on en droit pour cela de décrire des diabètes par hyperhépatie et des diabètes par anhépatie. Oui, si nous envisageons le seul rôle du foie, non si nous considérons le mécanisme général du diabète. De ce que le foie hyperfonctionne, il n'est nullement prouvé que cet hyperfonctionnement ne soit pas lui-même sous la dépendance d'autres troubles portant sur d'autres glandes vasculaires sanguines ou relevant d'une action nerveuse. Il est d'autre part bien difficile [1] d'admettre qu'un foie hyperfonctionne pour retransformer le glycogène en glucose, et n'hyperfonctionne pas pour transformer le glucose en glycogène. Enfin le foie intervient certainement par un mécanisme plus complexe encore que la glycogénèse ; nous avons vu que c'est dans le foie

---

1. Bien que la chose ne soit pas inexplicable.

que l'on peut observer une transformation en glucose de certains corps azotés par exemple; le foie intervient bien certainement, comme Bierry et Rathery l'ont montré, dans la formation du sucre protéidique.

Nous dirons donc que le foie intervient fréquemment dans le diabète, sinon toujours, du moins, dans la majorité des cas.

Avec les réserves indiquées plus haut, on peut distinguer avec Gilbert deux modes d'action.

L'anhépatie. — Le foie cesse d'emmagasiner le sucre sous forme de glycogène; Gilbert et Baudouin ont proposé pour caractériser ce trouble, la recherche du coefficient glycémique au bout d'une heure.

$$\frac{\text{taux glycémique une heure après l'ingestion}}{\text{taux glycémique avant l'ingestion}}.$$

Ce rapport normalement égale 1. En cas d'insuffisance hépatique il dépasse 2 sans atteindre 3.

L'hyperhépatie. — Le mécanisme est plus complexe; le foie mettrait en circulation une quantité anormale de glycose : soit par transformation du glycogène en glucose, soit par production anormale de sucre libre aux dépens de sucre protéidique, soit enfin par formation surabondante de glucose aux dépens des matières albuminoïdes.

Pancréas.

Le pancréas agit sur le métabolisme des hydrates de carbone.

Nous pouvons résumer cette action dans le tableau suivant :

1° *Action directe.* — Favorise le métabolisme des hydrates de carbone.

2° *Action indirecte.* — Thyroïde. — La sécrétion thyroïdienne diminue la sécrétion pancréatique interne.

L'ablation de la thyroïde chez le chien dépancréaté fait disparaître la glycosurie.

Surrénales. — L'extirpation du pancréas suivie de la ligature des veines surrénales ou de la surrénalectomie n'amène aucune glycosurie.

L'injection simultanée d'adrénaline et d'extrait pancréatique ne provoque aucune glycosurie.

L'injection d'adrénaline produit une glycosurie plus forte chez le chien dépancréaté (fait mis en doute par Lépine, Bierry, Delatour).

Hypophyse. — L'ablation de l'hypophyse après pancréatectomie n'est suivie d'aucune glycosurie.

I. — Reproduction expérimentale du diabète par altérations pancréatiques.

On a pu provoquer le diabète expérimental en agissant sur le pancréas dans les conditions suivantes :

a) **Extirpation totale du pancréas.** — Von Mering et Minkowski en 1889 démontrèrent que l'extirpation totale du pancréas chez le chien détermine un diabète *aigu*, la mort survenant en *25 à 30 jours* dans un état de cachexie extrême. Lépine, Hedon, Thiroloix ont répété ces expériences avec les mêmes résultats. Nous insistons sur ce fait qu'il s'agit toujours d'un diabète *aigu*, évoluant en 3 à 4 semaines, parfois en 12 à 15 jours et ne ressemblant pas au diabète humain ordinaire; Lesné et Dreyfus ont insisté à juste titre sur ce fait capital.

Du reste certains auteurs comme Pflüger prétendent que, dans les expériences précédentes, l'ablation ne fut pas complète. Pour obtenir celle-ci il faudrait utiliser soit la technique d'O. Witzel Pflüger, soit celle de Sauvé (duodéno-pancréatectomie avec gastro-entérostomie et cholécystentérostomie). Dans ces conditions, on ne constaterait ni polyphagie, ni polyurie, ni polydysie et la glycosurie serait inconstante. Ramond estime même qu'on ne retrouve que de la simple stéatose du foie sans glycosurie. Nous ajouterons cependant que la majorité des physiologistes admettent l'existence du diabète aigu de Von Mering et Minkowski et rejettent les critiques de Pflüger.

b) **Extirpation incomplète.** — En n'enlevant qu'une certaine partie de la glande, on détermine un diabète atténué ressemblant plus au diabète humain. Ce type de diabète a été appelé « diabète de Sandmeyer » quoique ce dernier, comme le fait remarquer Hedon, n'ait pas été le premier à reproduire expérimentalement et à étudier cette forme particulière. Thiroloix et Jacob ont provoqué ainsi des diabètes de 3 à 4 mois de durée. Nous ferons remarquer que, dans ces types de diabète, la glycosurie est inconstante et seulement alimentaire, l'hyperglycémie par contre serait très nette. Hedon a insisté sur ce fait que la quantité de parenchyme glandulaire enlevé a une grosse importance, mais il fait remarquer cependant que l'insuffisance fonctionnelle pancréatique n'est pas toujours proportionnelle à la quantité de glande enlevée ; « souvent un fragment restant très petit, gros comme une noisette, est un obstacle complet à la glycosurie ou l'atténue énormément ».

Telles ne sont pas cependant les conclusions auxquelles est arrivé Allen dans des recherches récentes.

Allen étudie tout d'abord les relations anatomiques du pancréas et du diabète. Il montre l'importance de la quantité de parenchyme glandulaire enlevée, il expose à ce sujet sa technique destinée à apprécier le poids de pancréas restant. Les diabètes moyens apparaissent lorsque le pancréas restant est égal au huitième ou neuvième de la glande ; le diabète grave, lorsqu'il ne subsiste plus que le dixième. Il faut tenir compte également de l'hypertrophie secondaire du pancréas restant. Cette hypertrophie est du reste en général peu intense. Allen admet qu'on peut ainsi à volonté reproduire expérimentalement les différents types de diabète humain. Il étudie ensuite les effets des différents régimes chez ces animaux dépancréatés. Il insiste sur ce fait très important que *le régime influe d'une façon considérable sur l'avenir des chiens dépancréatés.* Dans les diabètes peu accusés, il suffit de restreindre l'alimentation hydrocarbonée pour voir peu à peu les signes de diabète disparaître. Au contraire, si on donne à ces animaux atteints de diabète léger une nourriture riche en hydrates de carbone, le diabète s'installe d'une façon définitive et se termine par la mort. Ces données expérimentales viennent confirmer pleinement les idées thérapeutiques de Bouchardat sur le diabète. On comprend dès lors l'importance pour le diabétique de ne jamais dépasser son coefficient d'assimilation hydrocarbonée et on voit l'intérêt qu'a le diabétique à suivre son régime, contrairement à l'avis de beaucoup de médecins qui continuent à affirmer qu'il n'y a aucun inconvénient pour un diabétique à excréter du sucre.

Allen montre que si, en intervenant précocement par un régime approprié, on peut amener la cessation définitive du syndrome, il suffit de donner à l'animal pendant un certain temps des féculents pour rendre tout à fait inopérante la cure de régime faite trop tardivement. Parmi les hydrates de carbone, le glucose semble produire plus facilement la glycosurie que les féculents. Hedon puis Jacob avaient fait déjà antérieurement la même constatation et noté l'aggravation du diabète à la suite d'ingestion de glycose ; l'amidon est moins nocif que le glucose ; les doses massives agissent plus fâcheusement que les doses fractionnées ; il n'y a pas de différences sensibles entre les variétés d'amidons ; l'avoine n'aurait pas de propriétés spéciales. Pour les substances protéiques il y a parfois limitation de la tolérance ; elles sont mieux tolérées que les hydrates de carbone. A la longue, la mauvaise assimilation des protéiques vient toujours compliquer celle des hydrates de carbone.

L'auteur n'a constaté aucune différence spécifique entre les effets glycosuriques de plusieurs variétés de substances protéiques. La graisse est moins nocive que les hydrates de carbone et même que les protéiques, surtout dans les cas graves de diabète[1]. Un excès de graisse est bien préférable à un excès de protéique ou d'hydrates de carbone. La graisse ne serait pas une source directe de production d'hydrates de carbone. Allen conclut à l'importance de l'alimentation restreinte, surtout en ce qui concerne les protéiques et les hydrates de carbone. Il se déclare un partisan convaincu du jeûne, sauf cependant chez les sujets trop atteints. Ce jeûne peut arriver à être d'une sévérité telle que les chiens sont condamnés à la mort par inanition

Dans les diabètes expérimentalement provoqués chez l'animal, la perméabilité du rein vis-à-vis du glucose est diminuée. Un régime riche en graisse pourrait élever le seuil du glucose.

Il n'y a aucun bénéfice à tirer, au point de vue thérapeutique, des injections parentérales de suc pancréatique. Israël S. Kleiner avait conclu à une

---

1. Ce fait vient à l'encontre des constatations que nous avons faites chez l'homme avec Desgrez et Bierry.

diminution de l'hyperglycémie à la suite d'injection intraveineuse d'extrait aqueux non filtré de pancréas frais chez les chiens dépancréatés.

Nous verrons l'intérêt de ces constatations expérimentales quand nous étudierons le traitement du diabète.

c) **Infection canaliculaire.** — Charrin et Carnot ont réalisé ainsi un type de diabète se rapprochant du diabète humain.

d) **Greffe pancréatique.** — Minkowski, Thiroloix, Hedon et Gley ont montré qu'il suffit de pratiquer une greffe pancréatique sous-cutanée pour empêcher la glycosurie d'apparaître. Hedon a pu sectionner le pedicule mésentérique (pedicule vasculo-nerveux du greffon) sans amener de glycosurie, pourvu que le greffon puisse vivre grâce à des connexions vasculaires nouvelles. L'ablation secondaire du greffon, ou sa dégénérescence secondaire, amène la glycosurie.

On peut rapprocher des expériences précédentes celles d'Achard, Ribot et L. Binet : l'injection d'extrait pancréatique réduit de beaucoup l'hyperglycosurie secondaire à l'injection de fortes doses de glucose.

e) On a pu, en utilisant des sérums anti-pancréatiques (Carnot et Garnier, Surmont et Drucbert, de Meyer), provoquer de la glycosurie.

Troubles constatés dans le métabolisme des Hydrates de Carbone au cours des expériences précédentes.

a) *Hyperglycosurie constante*, avec lipémie.

b) *Glycosurie inconstante*, en rapport avec l'ingestion alimentaire ; il n'y a nullement un parallélisme constant entre le degré de l'hyperglycémie et celui de la glycosurie.

c) *Disparition du glycogène hépatique* après extirpation complète. Diminution en cas d'extirpation incomplète.

d) Le quotient respiratoire *reste bas* et ne s'élève pas après l'ingestion de glucose. Il n'en serait pas de même à la suite d'ingestion de levulose qui serait assimilée et pourrait être transformée également en glycogène (Minkowski, Hedon).

e) Formation de *sucre aux dépens des albuminoïdes* (Minkowski, Lafon) et *des graisses* (Pflüger).

f) *Acidose fréquente*, mais non constante (Minkowski, Azemas, S. Bonnamour, Embden et Lattes).

g) Le *travail musculaire* fait baisser la glycosurie chez le chien partiellement dépancréaté, elle est sans effet après l'ablation totale.

II. — Comment expliquer l'intervention du pancréas dans l'apparition des troubles précédents.

Un premier point semble acquis aujourdhui, c'est que la lésion pancréatique n'explique pas à *elle seule le diabète*. Hedon a montré que la piqûre du bulbe par exemple influence toujours la glycosurie chez des chiens dépancréatés.

La glycosurie peut exister sans lésion pancréatique, macroscopique tout au moins.

Ceci acquis, comment peut-on expliquer l'éclosion du diabète à la suite de lésion pancréatique expérimentale.

I. — LE PANCRÉAS EST-IL RÉELLEMENT EN CAUSE ?

Le pancréas n'agirait qu'*indirectement* sur l'éclosion de la glycosurie ; l'altération des éléments nerveux du pancréas et du plexus solaire en serait la cause réelle. C'est l'ancienne théorie de Lancereaux et Thiroloix reprise par Pflüger.

Après la section de la moelle épinière au devant de la première paire dorsale, l'extirpation du pancréas ne produit plus le diabète ; il y aurait une véritable action inhibitrice sur la cellule hépatique. Cependant, la même opération succédant à l'ablation du pancréas n'empêche pas la glycosurie.

Hedon fait remarquer qu'il y a dans l'hypothèse nerveuse du diabète pancréatique une part de vérité en ce sens que le pancréas agit certainement par mécanisme réflexe sur la glycogénie hépatique, mais il serait téméraire, ajoute-t-il, de nier toute valeur effective à la glande pancréatique dans les manifestations précédentes.

II. — LE PANCRÉAS EST BIEN EN CAUSE

De multiples faits plaident en faveur de cette hypothèse ; un des plus importants semble bien être l'action du greffon, privé de toute connexion vasculo-nerveuse par section du pédicule mésentérique (Hedon).

Nous citerons également les effets différents de l'extirpation totale ou partielle, celle des sérums cyto-pancréatiques (Carnot et Garnier) et de l'opothérapie, enfin les expériences de parabiose de Forschbach (chez deux chiens soudés en greffe siamoise par les parois du ventre, l'ablation du pancréas à l'un d'eux n'amena pas le diabète)[1] et celles de Carlson et Drennan, reprises par Lafon concernant la pancréatectomie chez la chienne pleine à la fin de la portée (absence de glycosurie tant que les fœtus ne sont pas expulsés).

Il est par contre beaucoup plus difficile d'expliquer par quel mécanisme agit le pancréas ?

1. Des expériences de parabiose très intéressantes ont été effectuées également par Hedon.

1° Le pancréas détruirait normalement une substance nuisible, dont l'accumulation dans l'organisme après extirpation de la glande causerait le diabète par une intoxication de nature spéciale (von Mering et Minkowski).

Hedon en transfusant à des chiens diabétiques mais peu glycosuriques du sang de chien pancréatectomisé, n'a pu augmenter la glycosurie. Von Mering et Minkowski en opérant sur des chiens sains avec du sang d'animaux pancréatectomisés n'obtinrent aucun résultat.

2° Le pancréas agit par une *sécrétion interne*. Celle-ci n'a jamais pû être isolée ; on tend à localiser le siège de sa production dans les îlots de Langerhans (Laguesse). Il faut cependant signaler que la lésion de ces îlots n'est pas toujours suivie de diabète ; on peut dans ce cas admettre soit une suppléance possible par d'autres glandes, soit un état de balancement entre l'acinus et l'îlot (Curtis et Gellé).

1re hypothèse. — Le pancréas agit sur *le foie* pour régler la glycogénèse. On a tout d'abord admis qu'il modérait la transformation du glycogène en glycose ; ceci expliquerait la production intense de sucre aux dépens du glycogène immédiatement après l'intervention, mais on ne comprendrait pas la persistance de la glycosurie une fois le glycogène disparu.

On pensa alors que la sécrétion interne pancréatique intervenait dans le stade de la glycogénèse c'est-à-dire dans la transformation du glycose en glycogène. Sans cette sécrétion, la cellule hépatique serait incapable d'emmagasiner le glycogène. De Meyer admet que dans la polymérisation d'un sucre à fonction aldéhydique en glycogène, il y a une étape intermédiaire consistant en une transformation de ce sucre en sucre à fonction cétonique, et ce serait cette étape intermédiaire qui ferait défaut par suite d'absence de sécrétion interne pancréatique. Il faudrait sans doute faire intervenir un autre facteur qui est l'action propre du foie sur la formation du sucre protéidique (Bierry et Rathery) et sur la transformation de ce dernier en glucose qui se ferait normalement au niveau du foie.

Cette action du pancréas sur le foie se ferait soit *directement* par l'intermédiaire des veines pancréatiques ou plutôt des lymphatiques, soit indirectement par action nerveuse; la sécrétion pancréatique excitant le centre modérateur et modérant le centre excitateur (Chauveau et Kaufmann), ou bien agissant seulement sur les nerfs inhibiteurs sympathiques (Lœwi). L'énervation totale du foie n'empêcherait pas cependant le diabète pancréatique (Kaufmann).

2e hypothèse. — Le pancréas agit sur *le rein* en diminuant sa perméabilité au glycose. De Meyer admet qu'un extrait du pancréas ajouté au liquide de perfusion diminue la perméabilité du rein au sucre. Carnot, Gérard et Rathery ont essayé de reproduire cette expérience sans obtenir les résultats annoncés par de Meyer.

3e hypothèse. — *Le pancréas agit en déterminant un trouble de la glycolyse?* L'organisme ne pourrait plus brûler le sucre.

Ce fait a été constaté pour la première fois en 1890 par Lépine et Barral; le chien dépancréaté a un pouvoir glycolytique du sang très diminué; par contre, l'excitation du pancréas (faradisation-massage) détermine une augmentation de la glycolyse du sang. Enfin l'injection d'extrait pancréatique (Achard, Binet et Ribot) réduit beaucoup l'hyperglycémie secondaire à l'injection de fortes doses de glycose.

La glycolyse générale se produisant au niveau des différents tissus (muscles, foie, reins, etc.) et au niveau du sang serait très réduite chez les animaux dépancréatés mais, comme le fait remarquer Lépine, elle n'est pas supprimée. Le pancréas ne serait pas du reste le lieu de production exclusif de ce ferment glycolytique.

Du reste, comme l'admet Lépine, il faut distinguer à côté du ferment glycolytique proprement dit détruit à 50°, une substance résistant à 115°, non glycolytique, mais activant la cytase glycolytique. L'absence de cette substance, sécrétée en grande quantité par le pancréas, empêcherait la glycolyse musculaire de se produire (Cohnheim).

Cette question de la glycolyse est encore entourée de beaucoup d'obscurités. On ne sait pas au juste en quoi elle consiste. Il faut sans doute faire intervenir ici le sucre protéidique; la libre formation de ce dernier se trouverait entravée, peut-être de par l'absence de sécrétion pancréatique.

Modifications portant sur le foie et troublant son action très importante sur le métabolisme des hydrates de carbone, *diminution dans le pouvoir des tissus d'assimiler* le sucre, tels sont les deux mécanismes qui interviennent très probablement pour produire le diabète pancréatique.

Lépine écrit très justement : « le diabète consécutif à l'ablation du pancréas n'est pas exclusivement dû à la diminution de la glycolyse; cette opinion est, selon moi, inacceptable et je l'ai toujours combattue ».

La physiologie du diabète pancréatique ne peut s'expliquer par conséquent exclusivement par l'une ou l'autre des hypothèses précédentes. Sans aucun doute, elles renferment l'une et l'autre une part de vérité et il est fort possible que le mécanisme soit encore plus complexe et qu'il faille faire intervenir d'autres facteurs.

III. — INTÉRACTIONS POLYGLANDULAIRES

Il faut faire entrer en ligne de compte les rapports physiologiques existant entre le pancréas et les autres glandes vasculaires sanguines.

Il existe des connexions fonctionnelles tellement étroites entre le pancréas et les autres glandes vasculaires sanguines, que le rôle de celles-ci intervient certainement dans les diverses manifestations du diabète pancréatique; des effets de suppléance peuvent se produire, sur lesquelles nous insisterons plus loin.

Nous rappellerons que l'ablation des surrénales empêche la pancréatectomie de déterminer ses effets habituels en ce qui concerne la glycosurie; de même l'injection d'adrénaline produit des effets beaucoup plus intenses après la pancréatectomie. On en déduit que le pancréas agit normalement sur les surrénales pour restreindre la sécrétion d'adrénaline; le pancréas supprimé, l'adrénaline formée en excès détermine la glycosurie.

La thyroïde de même que l'hypophyse ont une action qui s'oppose à celle du pancréas en ce qui concerne le métabolisme des hydrates de carbone; l'ablation de l'une ou l'autre de ces glandes après pancréatectomie, fait cesser la glycosurie.

Nous concluerons de l'exposé précédent que si le pancréas semble agir d'une façon toute particulière sur le métabolisme des hydrates de carbone, il ne semble pas qu'il faille le considérer comme un organe indispensable pour assurer ce métabolisme et qu'en tous cas le mécanisme intime du diabète pancréatique est loin d'être démontré; comme l'écrit Hédon « nous ne tenons pas encore bien la clé de l'énigme ».

Thyroïdes et Parathyroïdes.

Le rôle de la thyroïde dans le métabolisme des hydrates de carbone est diversement envisagé par les expérimentateurs. Il est infiniment probable que les divergences proviennent de ce fait fondamental qu'on a trop souvent noté les effets de l'ablation globale de la thyroïde et de la parathyroïde sans se préoccuper du rôle particulier de ces différentes glandes.

Thyroïde. — *L'ablation de la thyroïde seule* déterminerait une élévation dans la limite d'assimilation pour les hydrates de carbone (King), les dépôts de graisse sont augmentés. Il s'en suit que la glycosurie, quand elle relève d'un trouble thyroïdien, serait fonction d'hyperthyroïdie.

L'ablation de la thyroïde et des parathyroïdes amènerait au contraire un abaissement dans la limite d'assimilation des hydrates de carbone.

Les relations intimes qui existent entre la thyroïde et les glandes vasculaires sanguines, tout particulièrement en ce qui concerne le métabolisme des hydrates de carbone, sont importantes à relever.

a) *Pancréas*. — Après *pancréatectomie*, l'ablation de la thyroïde amène la disparition de la glycosurie.

La *thyroïdectomie* provoque une hypertrophie insulaire pancréatique (Lorand) et inversement la pancréatectomie détermine une hypersécrétion de matière colloïde par la thyroïde; il y aurait donc antagonisme d'action entre les glandes, la sécrétion de l'une modérant la sécrétion de l'autre.

b) *Hypophyse*. — L'ablation de la thyroïde est suivie d'une hypertrophie avec hypersécrétion de l'hypophyse.

c) *Surrénales*. — La glycosurie adrénalinique serait diminuée après thyroïdectomie (fait discuté du reste par Underhill) ; par contre elle serait plus forte que chez le sujet sain à la suite d'ablation globale de la thyroïde et des parathyroïdes (fait également contesté par Underhill). L'injection simultanée d'extrait thyroïdien et d'adrénaline déterminerait une glycosurie plus forte que celle survenant après injection de la seule adrénaline (Garnier et Schulmann).

Après thyroïdectomie, l'activité de sécrétion des surrénales est diminuée.

Ingestion de thyroïde. — Elle tend à faire baisser la limite d'assimilation pour le sucre et provoque la glycosurie. M. Labbé et Vitry chez le lapin n'ont pas cependant noté ce fait.

Modes d'action. — La thyroïde augmenterait les oxydations et les combustions et déterminerait quand elle est excitée une élévation du métabolisme basal, fait sur lequel ont insisté les Américains ; l'hyperthyroïdisme s'accompagnerait d'hyperglycémie. On sait que la thyroïde agit également sur le métabolisme des albuminoïdes. Quant au mécanisme intime de ce trouble, il est encore inconnu ; doit-on admettre un antagonisme entre le pancréas et la thyroïde, et même une action excitante de la thyroïde sur les surrénales, d'où adrénalinémie, d'ou glycosurie ?

Il est probable que la physiologie pathologique de ce syndrome est beaucoup plus complexe encore. On peut cependant schématiser de la façon suivante l'action de la thyroïde en ce qui concerne le métabolisme des hydrates de carbone. Elle agit de façon inverse à celle du pancréas, elle a une action excitante sur les surrénales et l'hypophyse.

Parathyroïdes. — L'action des parathyroïdes sur le métabolisme des hydrates de carbone est encore peu connue ; elle présente très probablement un très grand intérêt.

La parathyroïdectomie totale détermine, contrairement à la thyroïdectomie un *abaissement dans la limite d'assimilation des hydrates de carbone* ; la glycosurie adrénalinique est plus forte dans ce cas que chez le sujet normal. Morel, qui a fait une étude très importante des parathyroïdes, constate après la parathyroïdectomie les faits suivants :

a) la tétanie est inconstante,

b) dans 50 p. 100 des cas on constate une glycosurie notable, la glycosurie alimentaire est nette. Deux parathyroïdes suffisent pour empêcher ce trouble.

c) l'acidose est constante, on note la présence dans les urines d'acide diacétique, d'acide β-oxybutyrique, d'acide lactique. L'azoturie est marquée, enfin l'ammoniémie augmente.

MODES D'ACTION. — Underhill et Saiki admettent qu'il existe après parathyroïdectomie une diminution du pouvoir glycolytique ; les lésions hépatiques sont constantes (Morel et Rathery).

Nous retiendrons surtout l'acidose expérimentale secondaire à la parathyroïdectomie et qui semble être une manifestation plus fréquente que la glycosurie. La glycosurie, de nature parathyroïdienne, serait une manifestation d'hypofonctionnement.

Surrénales.

L'action des surrénales sur le métabolisme des hydrates de carbone a été beaucoup étudiée. Elle est certainement très importante. Il est probable que les différents systèmes chromaffines doivent intervenir également (ganglion intercarotidien, paraganglion aortique, etc., etc.), nous nous en tiendrons ici aux seules surrénales.

Nous pouvons résumer cette action dans le tableau suivant :

Action directe. — Détermine par son hyperfonctionnement de *la glycosurie* et un trouble dans le métabolisme normal des hydrates de carbone.

Action indirecte. — *Foie.* L'adrénaline détermine une transformation rapide du glycogène en glycose, d'où glycosurie.

Pancréas. Action antagoniste des surrénales.

Thyroïde. La thyroïde favorise la sécrétion d'adrénaline.

Hypophyse. L'hypophyse excite la sécrétion d'adrénaline.

Rôle expérimental des surrénales dans le métabolisme des hydrates de carbone. — Surrénalectomie. — Elle détermine des phénomènes importants en ce qui concerne le métabolisme des hydrates de carbone.

a) Après l'extirpation totale des 2 capsules (Herter, Bierry et Malloizel, Bierry et Gatin-Gruzewska, etc.), on note :

1° L'hypoglycémie, sensible déjà une heure après la décapsulation ;

2° la disparition du glycogène du foie ;

3° la piqûre du plancher du 4° ventricule ne produit plus aucune glycosurie. Ce fait, capital, découvert par André Mayer, a été confirmé par Landau et Kahn ; Wertheimer et Battez le considèrent comme inconsant ; Gley et Quinquaud le nient.

4° l'injection d'adrénaline ne produirait plus de glycosurie ou, tout au moins l'hyperglycémie serait beaucoup moins marquée (Bierry et Malloizel, Gautrelet et Thomas) ;

5° la glycosurie consécutive à l'asphyxie qui se produit au cours de l'intoxication oxycarbonée ne surviendrait plus après l'ablation des surrénales ;

6° l'ablation des surrénales chez le chien dépancréaté supprime la glycosurie (Frouin).

Extrait capsulaire. — On admet un peu schématiquement que la substance médullaire sécrète l'adrénaline et la substance corticale la cholestérine ; peut-être cette distinction, aussi tranchée, n'est-elle pas absolument exacte. Le rôle de l'adrénaline a été très étudié ; dans le nombre considérable des travaux parus, nous tenterons de dégager les données les plus importantes.

1° *Action de l'adrénaline sur le sucre libre.* — Blum en 1901 montra que l'injection sous-cutanée d'extrait surrénal produit de la glycosurie, ordinairement passagère ; le résultat est le même après injection intra-péritonéale. Metzger fit les mêmes constatations avec l'adrénaline ; il nota en outre de l'hyperglycémie. Cette donnée capitale a été étudiée ensuite par Doyon et Karef, Noël Paton, Bierry et ses élèves M⁽ᵉˢ⁾ Gatin-Gruzewska et Randoin-Fandard).

Glycosurie et hyperglycémie surviennent *rapidement* (vers la fin de l'injection) et diminuent de même (maximum à la première heure ; durent quelques heures, rarement atteignent ou dépassent 24 heures). Leur taux dépend de la voie d'introduction (voie intra-veineuse plus rapide), de la quantité d'adrénaline employée ; à la dose d'un dixième de milligramme par injection sous-cutanée d'adrénaline, par kilogramme d'animal chez le chien, on obtient déjà un effet net sur la glycémie ; il est beaucoup plus intense à la dose d'un milligramme ; on constate alors une hyperglycémie marquée et une glycosurie nette [1].

2° *Action de l'adrénaline sur le sucre protéidique.*

---

1. Pollak, Bardier et Stillmunkés n'ont pas constaté de glycosurie à la suite d'injection intraveineuse, à la dose de 0 milligr. 33 par kilogramme chez le chien et le lapin.

— Bierry et M° Randoin-Faudard notent une augmentation du sucre protéidique. L'hyperglycémie protéidique débute un peu plus tardivement que celle du suc libre mais elle persiste plus longtemps et continue à croître même quand l'hyperglycémie sucre libre décroît.

3° L'administration d'adrénaline provoque *une augmentation du métabolisme des graisses et des protéines*.

MODES D'ACTION. — 1° *L'adrénaline agit par l'intermédiaire du pancréas.* — L'adrénaline exciterait le sympathique, la sécrétion pancréatique, le vague. Cet antagonisme entre les deux glandes se produirait aussi bien en ce qui concerne les sécrétions externe et interne. Bien que de nombreuses expériences relatées plus haut montrent l'influence réciproque des deux glandes l'une sur l'autre, il est encore difficile d'émettre une conclusion ferme.

2° *L'adrénaline agit par l'intermédiaire du foie.* — La section de la moelle cervicale (Lépine) qui aboutit à une inhibition hépatique supprime la glycosurie adrénalinique.

L'injection d'adrénaline détermine la diminution du glycogène du foie et des muscles (Doyon, Morel et Kareff, Bierry).

L'injection d'atropine et d'ergotoxine empêchent l'action de l'adrénaline sur le glycogène du foie.

Il est donc certain que l'adrénaline agit sur la glycogénèse hépatique. Bierry et Morel pensent que c'est par l'intermédiaire des splanchniques.

3° *L'adrénaline agit en diminuant la glycolyse.* — Lépine admet une diminution du pouvoir glycolytique. Achard et Desbouis notent une insuffisance glycolytique générale qui disparaît du sang quand on redonne de l'extrait pancréatique. Cette action de l'adrénaline ne se produirait que pour le glucose (pas pour le levulose).

Hypophyse.

Le rôle de l'hypophyse dans le métabolisme des hydrates de carbone, encore que discuté par certains auteurs, paraît bien cependant être hors de doute.

Nous résumerons son action dans le tableau suivant :

1° *Action directe.* — Détermine par son hyperfonctionnement de la glycosurie et un trouble dans le métabolisme normal des hydrates de carbone.

2° *Action indirecte.* — *Surrénales.* L'extrait hypophysaire excite la sécrétion d'adrénaline.

Pancréas. — Après pancréatectomie il y a hyperfonctionnement hypophysaire, l'hypophysectomie supprime alors la glycosurie (Cushing).

Thyroïde. — Après thyroïdectomie : hypertrophie et hypersécrétion hypophysaire.

Rôle de l'hypophyse dans le métabolisme des hydrates de carbone.

1° ABLATION DE L'HYPOPHYSE. — a) *Ablation totale* (Paulesco, Harvey, Cushing). — La glycosurie n'a été constatée que par Caselli et n'aurait pu être reproduite que très inconstamment. Camus et Roussy la notent 6 fois sur 45 cas, elle serait toujours transitoire.

b) *Ablation partielle* (Cushing, Gotsch et Jacobson). — Nous ne nous occupons ici que de celle du lobe postérieur, de l'infundibulum ou de la tige. On constate une atrophie génitale, de la tendance à l'adiposité et une modification dans le métabolisme des hydrates de carbone. On verrait survenir d'abord une glycosurie transitoire avec polyurie, puis très rapidement on constate une *élévation de la tolérance* pour les hydrates de carbone. Cette élévation serait la caractéristique du syndrome expérimental en ce qui concerne le métabolisme des hydrates de carbone ; il y aurait excès de la tolérance pour les sucres qui dès lors se transforment en graisse, le sang renferme une quantité subnormale de sucre (Cushing).

Camus et Roussy n'ont constaté contrairement aux auteurs précédents, aucune modification ni dans la tolérance pour les hydrates de carbone ni dans la polyurie.

c) La piqûre de la glande déterminerait de la glycosurie (s'il existe du glycogène en réserve).

2° INJECTIONS D'EXTRAITS GLANDULAIRES (LOBE POSTÉRIEUR). — Elles provoquent les phénomènes suivants :

a) la disparition du glycogène du foie ;

b) la glycosurie alimentaire qui se produit avec des doses moindres que normalement ; Claude et Baudouin utilisant un extrait spécial de lipoïde constatent que la glycosurie, toujours absente chez le sujet à jeun, se produit chez certains sujets lorsqu'ils ont ingéré une demi-heure ou une heure après l'injection, 150 grammes de glycose ; cette glycosurie caractériserait une catégorie de sujets (arthritiques, obèses ou prédiabétiques) ;

c) de l'insuffisance glycolytique (pour le glucose et non pour le levulose) Achard et Desbouis ;

d) de l'hyperglycémie ;

e) de la polyurie.

MODES D'ACTION. — *1re hypothèse*. — L'hypophyse n'est pas en cause, il s'agit d'un trouble portant sur un centre nerveux situé au voisinage de la substance grise du tuber cinéréum (Camus et Roussy).

On ne peut nier l'existence d'une glycosurie nerveuse par lésion de ce centre, mais il paraît bien difficile d'enlever à l'hypophyse toute action sur le métabolisme des hydrates de carbone ; notamment elle a une action certaine sur la diurèse (Gabriels), sur la glycosurie, etc.

2ᵉ hypothèse. — L'hypophyse agit sur le métabolisme des hydrates de carbone, sa disparition détermine une élévation du coefficient d'assimilation pour le sucre. Son hypersécrétion agirait en provoquant des troubles dans le métabolisme des hydrates de carbone et de la glycosurie.

Cette action de l'hypophyse est-elle directe ou indirecte? — Sur le foie il ne semble pas qu'il y ait mobilisation du glycogène mais plutôt non fixation du sucre par le foie.

L'injection d'extrait hypophysaire postérieur détermine une excitation de la réaction surrénale, d'où sécrétion d'adrénaline.

L'hypophyse en dehors de son action sur le métabolisme des hydrates de carbone intervient également sur le métabolisme des graisses, le développement des glandes sexuelles, du squelette, etc.

Il peut exister des hormones[1] et des chalones[2] multiples (Schäfer).

Diabètes polyglandulaires.

Il est certain que les différentes glandes vasculaires sanguines interviennent pour une part active dans le métabolisme des hydrates de carbone (Lorand-Leclercq). Mais interviennent-elles toujours isolément ou plutôt ne doit-on pas faire jouer un rôle à tous les systèmes glandulaires.

On peut schématiser le rôle de ces glandes, comme

1. Substances favorisantes.
2. Substances empêchantes.

nous l'avons vu en admettant deux groupes physiologiques à effets inverses :

Un groupe A comprenant le pancréas et les parathyroïdes, chargé de modérer le métabolisme et de maintenir la glycémie à un taux déterminé.

Un groupe B constitué par la thyroïde, les surrénales et l'hypophyse, ayant pour fonction d'exciter le métabolisme et de provoquer l'hyperglycémie et la glycosurie.

Chacun de ces deux groupes A et B présente, entre les différentes glandes qui le composent, des relations tellement intimes qu'une lésion d'une d'entre elles provoquerait l'hyperfonctionnement par suppléance des autres.

Par contre, il paraît bien que tout le groupe A s'oppose à l'action du groupe B et réciproquement ; à tel point que dans l'état dit physiologique, on pourrait admettre que le métabolisme normal des hydrates de carbone résulte d'une juste balance entre les interactions glandulaires de ces deux groupes principaux.

On peut déduire des faits précédents que la glycosurie peut survenir :

1° par hyperfonctionnement du groupe B, le groupe A conservant un fonctionnement normal (donc insuffisance relative en l'espèce) ;

2° par un fonctionnement normal du groupe B, le groupe A ayant un fonctionnement déficient ;

3° le rôle de déficience ou d'hyperfonctionnement pouvant dans chacun des groupes se trouver modifié par l'état de suppléance ou de non suppléance des glandes de même groupement.

Il en résulte ainsi des combinaisons très nombreuses qu'il est facile d'imaginer.

On se rend ainsi facilement compte, qu'une lésion

d'une seule glande vasculaire sanguine est rarement suffisante pour déterminer à elle seule la glycosurie, mais que le trouble du métabolisme des hydrates de carbone peut en réalité ne pas se manifester grâce aux phénomènes d'interactions glandulaires qui se mettent immédiatement à jouer. Il sera dès lors bien délicat en clinique de considérer comme expliquant le diabète, la lésion constatée au niveau d'une glande; celle-ci ne formant qu'une partie dans ce complexe glandulaire qui a pour but de régler le métabolisme des hydrates de carbone. On s'expliquera aussi facilement, qu'une lésion d'une de ces glandes, si intense soit-elle, peut ne s'accompagner d'aucun signe de diabète, si l'état des autres glandes antagonistes ou synergiques vient suppléer au trouble physiologique, soit qu'il s'agisse d'une insuffisance relative d'action des antagonistes suffisante à masquer les effets de la glande déficiente, soit que la glande synergique par son hyperfonctionnement vienne rétablir l'équilibre rompu; dans les deux cas, mais par un mécanisme différent, l'effet est identique.

2. — Les conséquences du trouble portant sur le métabolisme des Hydrates de Carbone.

Nous avons déjà vu que le métabolisme des hydrates de carbone n'était pas seul touché dans le diabète, qu'il existait en réalité une perturbation portant sur le métabolisme général atteignant les albuminoïdes et les graisses. Dans l'organisme tous les grands systèmes physiologiques sont solidaires et on n'a pas le droit d'admettre une indépendance telle entre eux que l'un quelconque puisse être touché sans que les autres en ressentent le contre-coup.

Ceci une fois posé, nous nous occuperons dans ce

chapitre des conséquences résultant du trouble portant sur les hydrates de carbone ; nous allons voir les perturbations biologiques qui sont suscitées par le défaut d'assilation des hydrates de carbone.

Elles peuvent être groupées de la façon suivante :

1° *Réduction du coefficient d'assimilation hydrocarbonée ;*

2° *L'hyperglycémie ;*

3° *La glycosurie ;*

4° *L'acidose.*

1° Réduction du coefficient d'assimilation hydrocarbonée.

Le sujet atteint de diabète, assimile les hydrates de carbone d'une façon défectueuse. Ce défaut d'assimilation même dans les formes les plus graves n'est pas *absolu* ; il peut être extrêmement faible ; il peut au contraire, dans les formes légères, être à peine marqué. Il est facile d'imaginer toute une gamme de tolérance caractérisant le type de diabète auquel on a affaire, *chaque diabétique a sa tolérance* qui lui *est propre* et l'identification du coefficient exact d'assimilation a une importance capitale dans l'établissement du pronostic, du diagnostic et du traitement d'un cas donné.

Ce coefficient d'assimilation peut être envisagé sous deux formes :

Coefficient quantitatif portant sur le chiffre *global* d'hydrates de carbone assimilés.

Coefficient qualitatif concernant la *variété* même de l'hydrate de carbone en jeu.

C'est qu'en effet, si chaque diabétique a son coefficient quantitatif, il a aussi son coefficient qualitatif. *Tous les hydrates de carbone ne sont pas assimilés de la même façon par chaque sujet.* C'est pour cette raison que, si on peut établir des moyennes, ces moyennes ne répondent nullement à la totalité des faits ; l'examen du sujet et son étude patiente et systématique, pourront seuls fournir des données utiles pour le traitement.

Il n'est nullement indifférent de connaître le coefficient qualitatif de chaque sujet, car ainsi que nous le verrons plus loin, les conséquences de la réduction dans le coefficient d'assimilation hydrocarbonée, sont considérables ; il y a tout intérêt pour un diabétique à ingérer le *maximum* d'hydrates de carbone qu'il peut assimiler sans présenter de *glycosurie*.

Utilisation des sucres. — La glycose semble être le sucre le plus mal toléré il en est de même de la maltose et de la saccharose. Pour la lactose il existe déjà d'assez grandes variations individuelles. Quant à la lévulose, il semble bien que son utilisation soit meilleure ; elle peut être assimilée complètement ou même partiellement. Mais ce fait ne saurait être considéré comme constant ; la galactose serait souvent également mieux assimilée. Les pentoses ne sont pas en général utilisés par l'homme sain, il en est habituellement de même chez les diabétiques.

Cependant certains auteurs ont constaté que les diabétiques pouvaient assimiler en partie quelques pentoses.

Utilisation des amyloses. — Il existe de très grandes différences *individuelles* dans l'assimilation des amyloses, différences dont le mécanisme reste inexpliqué. Certains sujets tolèrent mieux les hydrates de carbone sous forme de pommes de terre, d'autres sous forme de pain, etc.

Quant à l'inuline elle serait parfois assimilée, comme l'a montré Bouchardat d'où la possibilité de permettre à quelques diabétiques des aliments renfermant cette substance (artichaut, topinambour, etc.); mais ici encore, on ne saurait ériger le fait en loi ; il s'agit de *tolérance individuelle*.

Conséquences. — La réduction du coefficient d'assimilation hydrocarbonée amène une perturbation grave dans l'organisme.

1° *La ration alimentaire* est difficile à établir. Les hydrates de carbone forment, comme nous l'avons vu, la plus grande partie de notre alimentation journalière : 50 à 60 p. 100 de l'apport calorique total. Pour donner au sujet sa ration d'entretien, on sera forcé d'augmenter la quantité de graisses et d'albuminoïdes ; or cette élévation est forcément limitée, il n'est pas indifférent de donner à un sujet de grandes quantités de graisses ou de viande.

2° Les hydrates de carbone semblent constituer un aliment *nécessaire* à l'organisme. Ils doivent entrer dans toute ration pour une part déterminée quantitativement et qualitativement ; un état d'équilibre réciproque doit exister entre les différents aliments (Bierry). Un trouble portant sur les hydrates de carbone doit *donc retentir sur toute la nutrition*.

3° Par suite de l'insuffisance de la ration, l'organisme complète ses besoins par des prélèvements faits sur ses réserves d'albumine et de graisse, d'où *amaigrissement et azoturie*.

Cette dernière peut relever du reste d'autres causes portant sur une perturbation dans le métabolisme des albuminoïdes, indépendante même de tout besoin calorique.

4° Le *jeûne hydrocarboné* (Rosenfeld) détermine chez l'individu normal l'excrétion de *corps acétoniques*. L'injection de 50 à 60 grammes d'hydrates de carbone suffit en général pour faire cesser cette acidose. Nous verrons plus loin que chez le diabétique, à l'inverse de ce qui existe chez le sujet normal, l'ingestion de 60 grammes d'hydrates de carbone, ne suffit pas pour mettre à l'abri de l'acidose. D'où cette règle thérapeutique, de donner au diabétique le *maximum d'hydrates de carbone* qu'il peut assimiler.

2° Hyperglycémie.

L'élévation du taux du sucre sanguin est *habituelle* (mais non constante cependant) chez le diabétique.

On peut admettre que l'individu normal présente une glycémie qui lui est *propre* et qui peut être regardée comme sensiblement *fixe* : au point de vue du sucre libre et du sucre protéidique.

Chez le diabétique on constate des chiffres nettement supérieurs à la normale : Joslin estime que le taux du sucre libre oscille entre 2 et 4 p. 1.000. Lépine a signalé un cas de 10, 6 au litre, Baudoin 13. Sur 43 examens nous avons noté une fois le chiffre de 8 gr.; 7 fois 4 gr. et au-dessus ; 8 fois 3 gr. et au-dessus ; 14 fois 2 gr. et au-dessus ; 12 fois 1 gr. et au-dessus ; 1 fois au-dessous de 1 gr. Quant au sucre protéidique il est souvent légèrement au-dessus de la normale 0, 80 à 1 gr., mais dans certains cas il s'élève à 1 gr.50 2 gr. et au-dessus (Rathery et Gruat).

En réalité comme nous l'avons montré avec Bierry, ce qu'il importe surtout de noter c'est *l'indice glycémique de tolérance*, c'est-à-dire l'hyperglycémie liminaire qui correspond à la teneur en sucre du sang au-dessus de laquelle on constate du sucre dans les urines. Cet indice glycémique de tolérance est propre à chaque diabétique.

Cette hyperglycémie peut cependant *manquer chez le diabétique; il existe des diabètes sans hyperglycémie*, nous en verrons plus loin les caractères; ces diabètes sans hyperglycémie constituent ce qu'on a appelé le diabète rénal. On peut expérimentalement les reproduire chez l'animal par injection de phloridzine.

Causes de l'hyperglycémie. *Glycémie critique.* — L'hyperglycémie est certainement conditionnée par les troubles portant sur le métabolisme des H. de C.; le foié joue à n'en pas douter un rôle important, il est difficile à l'heure actuelle de le préciser.

Ambard admet qu'il existe pour tout individu normal un taux de glycémie au-dessous duquel le métabolisme des hydrates de carbone est troublé, au-dessus duquel il est insuffisant. Cette glycémie critique se caractérise par l'apparition des corps acétoniques dans les urines. Chez le sujet normal, cette glycémie critique oscille entre 0,80 et 0,85 ; chez le diabétique elle est très variable, suivant les sujets, mais toujours plus élevée que normalement, 1,20 à 7,50 ; elle est d'autant plus élevée que le cas de diabète est plus grave. Chabanier a repris cette idée et a basé ses recherches sur la réaction qualitative de l'acide diacétique dans l'urine (perchlorure de fer) et sur le dosage de l'acétone urinaire. L'hypothèse d'Ambard est la traduction scientifique de ce fait d'observation ancienne que certains diabétiques privés d'hydrates de carbone font des accidents graves d'acidose, et qu'on doit leur tolérer toujours une certaine quantité de féculents dans leur alimentation ; d'où l'importance de la recherche du coefficient d'assimilation hydrocarbonée.

Doit-on aller plus loin et considérer avec Chabanier que la glycémie critique constitue une mesure certaine de l'état du métabolisme hydrocarboné ? Nous avons fait aux conclusions de Chabanier trois séries d'objections; la première d'ordre technique : est-il exact de baser l'étude de l'acidose sur la simple constatation qualitative de l'acide diacétique et le dosage de l'acétone urinaire ? Nous ne le pensons pas ; il faudrait doser les corps acétoniques totaux. Chabaniér les a-t-il dosés, et par quelle méthode ? L'acide β oxybutyrique est au moins aussi important que l'acide diacétique ; quant à l'acétone, son seul dosage est complètement insuffisant pour permettre d'apprécier l'état d'acidose. La deuxième objection résulte d'observations cliniques multiples ; les diabétiques consomptifs ne voient nullement leur état s'améliorer d'une façon constante quand on élève progressivement leur ration hydrocarbonée et leur glycosurie. Enfin la troisième objection est au moins aussi sérieuse : chez certains sujets ayant une glycémie élevée avec une forte glycosurie et acidose marquée, la glycosurie s'atténue et disparaît, les phénomènes d'acidose disparaissent également quand on diminue la dose d'hydrates de carbone alimentaire en même temps que celle des autres aliments (jeûne) et que la glycémie s'atténue. Inversement, un sujet avec une glycémie moyenne sans réaction de Gerhardt dans les urines voit, sous l'influence de l'élévation de la glycémie, apparaître les phénomènes d'acidose en même temps que le coma fait son apparition. Nous conclurons donc que la théorie de la glycémie critique telle qu'elle est exposée par Chabanier, ne répond certainement pas à la totalité des faits observés et qu'on ne saurait souscrire, dans ce qu'elles ont de trop absolu, aux conclusions émises par cet auteur. Ce n'est pas à dire cependant que nous nions d'une façon globale le bien fondé de l'hypothèse proposée par Ambard, nous estimons simplement que les faits sont plus complexes que ne l'admet Chabanier. Certains auteurs contestent du reste qu'il y ait un rapport de cause à effet entre le taux de la glycémie et l'acidose.

Les auteurs ont modifié et précisé ultérieurement leur technique en ce qui concerne la recherche de la glycémie critique. Ils mettent leurs sujets à un régime fixe en graisse puis ils réduisent les H. de C. jusqu'à l'apparition d'acétone dans l'urine, ils dosent alors le sucre sanguin. En d'autres termes, la glycémie critique traduirait l'état de la concentration limite du sang en glucose qui avec un régime fixe en graisse empêcherait l'acétonurie. On sait en effet que les graisses ont besoin pour être métabolisées d'une quantité déterminée d'H. de C., mais est-il exact de juger de cette quantité, par l'état de concentration du sang en sucre, il est permis d'en douter ; l'hyperglycémie est la traduction d'un trouble dans le métabolisme et on n'est pas autorisé à conclure à une relation de cause à effet entre ce trouble d'une part et l'excrétion de corps acétoniques de l'autre ; il y a là, semble-t-il, deux phénomènes différents. Des constatations que nous avons faites avec Desgrez et Bierry, en dosant avec soin les corps acétoniques totaux (acétone et acide d'acétine), d'une part, les corps cétogènes (ac. β-oxybutyrique) d'autre part, nous ont montré qu'il était absolument insuffisant de s'en tenir au seul dosage des corps cétoniques ; ceux-ci peuvent être en faible quantité, la réaction de Gerhardt peut manquer, alors que l'ac. β-oxybutyrique existe en quantité notable ; nous avons maintes fois constaté une diminution de la glycémie avec une diminution corrélative de ces divers corps dans l'urine. Dans le jeûne, le sujet utilise ses graisses, et bien qu'il n'en ait pas ingéré par l'alimentation, on ne saurait admettre qu'elle ne sont pas métabolisées.

Conséquences. — L'hyperglycémie est à la base des troubles suivants :

1° *Rétention de sucre dans les tissus.* — Le sucre

ingéré et non assimilé est évacué par les urines, mais cette évacuation n'est pas toujours immédiate le sucre pouvant être retenu dans les tissus. Pflügerl admet que le sujet normal peut retenir 40 grammes de glycose pour 1 kilo de poids corporel; il est fort possible comme le fait remarquer M. Labbé que le diabétique puisse en accumuler davantage, ou bien au contraire sa capacité de rétention peut être réduite. Il est un fait démontré par de nombreux auteurs et admis par tous, que les humeurs et liquides de l'organisme diabétique renferment du sucre. Mais il est *impossible d'évaluer chez un sujet donné*, l'importance de cette rétention.

Le sucre ne persiste pas en effet nécessairement sous cette forme dans l'organisme. Une partie peut être emmagasinée sous forme de glycogène bien que, en général, on admette que le glycogène soit diminué dans le foie et le muscle. En réalité Frerichs, Kulz, Helly, Joslin ont montré qu'il existait encore d'appréciables quantités de glycogène dans le foie des diabétiques. Une partie peut se transformer en graisse, bien que cette transformation se fasse plus difficilement chez le diabétique (Hanriot). Joslin fait remarquer que la réserve de sucre dans le sang joue chez le diabétique un rôle minime dans le mécanisme de la mise en réserve en supposant le chiffre de 4 grammes pour 1.000 ce qui est déjà un taux élevé, les 5 litres représentant le volume de sang d'un sujet de 70 kilos, donneraient 20 grammes de sucre ce qui est insignifiant. Or en mettant un diabétique au jeûne prolongé, on voit qu'à la fin de cette période il peut ingérer de grandes quantités d'H. de C. sans présenter de glycosurie; l'organisme à ce moment fait de nouvelles réserves d'hydrates de carbone.

2° Cette imbibition des parenchymes entraîne certainement des *troubles dans la nutrition des divers tissus*; on connaît la fréquence de l'artérite, de la névrite, des éruptions cutanées, chez les diabétiques; sans vouloir affirmer que le sucre agit ainsi directement sur les éléments cellulaires, il peut déterminer un trouble de fonctionnement des divers appareils glandulaires conditionnant indirectement ces lésions tissulaires.

3° En dehors de ce trouble de nutrition cellulaire, le sucre constitue certainement un milieu *favorable au développement des microbes*.

Bujwid, Nicolas, Kayser ont montré la facilité avec laquelle se fait la *suppuration et la gangrène dans les tissus imbibés de sucre*.

Sans doute, pour que ce rôle favorisant du sucre se fasse sentir, il est indispensable que son taux ne soit pas trop élevé : Smith et Bujwid, Grossmann ont donné le chiffre de 5 p. 100 comme rendant le milieu impropre à la culture, Kayser celui de 2 p. 100. En réalité chez le diabétique ces taux ne sont jamais atteints.

4° La glycémie conditionne enfin la glycosurie, du moins, dans une certaine mesure, ainsi que nous allons le voir.

3° La glycosurie.

Toute hyperglycémie doit déterminer de la glycosurie en ce sens que le glucose qui existe normalement dans le sang à un taux déterminé, ne passe dans l'urine que lorsqu'il atteint dans le sang un chiffre donné. Claude Bernard, admettant les chiffres de Lehmann écrivait que le sucre du sang ne passe dans l'urine que lorsqu'il atteint 3 p. 100 du résidu sec.

En réalité, le glucose semble exister dans l'urine normale. Gilbert et Baudouin donnent le chiffre moyen de 0,65 et ils concluent que dans bon nombre de cas, le glucose n'entrerait que pour une faible part (les pentoses semblent par contre entrer en ligne de compte).

Peut-on dès lors admettre qu'il existe un véritable *seuil* du glucose ? c'est-à-dire un taux de glycémie moyenne au-dessous duquel le sucre du sang ne passe pas dans l'urine. La glycosurie normale physiologique est faible et a tendance à rester toujours assez basse ; ce n'est que lorsque le sucre atteint dans le sang une limite déterminée qu'il se déverse en plus ou moins grande abondance dans l'urine ; c'est dans ce sens seulement qu'on peut imaginer l'existence d'un seuil.

A. — Le seuil du sucre dans le diabète.

Le glucose, comme le rappelle Ambard, est la première substance pour laquelle l'étude du seuil a été faite. Cl. Bernard avait découvert ce phénomène fondamental que le sucre n'apparaît dans l'urine que lorsque son taux dans le sang dépasse un certain chiffre qu'il estimait à 3 p. 1.000[1]. Si le fait énoncé par Cl. Bernard est exact, le chiffre qu'il donne est certainement trop élevé.

En comparant, en effet, la glycémie et le taux du sucre urinaire, on s'aperçut que « toute hyperglycémie, si minime soit-elle, s'accompagne d'une augmentation de la glycosurie normale, mais, comme la recherche et le dosage de petites quantités de sucre dans l'urine sont des opérations fort délicates, ces glycosuries sont souvent méconnues (Gilbert et Baudouin) ».

1. Nous avons déjà indiqué l'opinion exacte de Cl. Bernard « 3 p. 100 au moins du résidu sec ».

La glycémie de l'homme normal au repos et à jeun oscille autour de 1 gr. 10 au litre, avec des variations de 0 gr. 20 en plus ou en moins. Baudouin conclut que, dans l'immense majorité des cas, la glycosurie ne survient qu'avec des glycémies de 1 gr. 8 à 1 gr. 9 par litre.

Lépine, Klemperer ont les premiers parlé d'un *diabète rénal*, c'est-à-dire d'un diabète survenant sans hyperglycémie, et, sans vouloir rapporter ici toutes les observations concernant ce type de diabète nous rappellerons celle de Lewis et Mosenthal, où une forte glycosurie ne survint qu'avec une glycémie de 1 gr. 20, et celle de Roger dans laquelle l'excrétion de sucre était de 53 grammes par litre avec une glycémie de 1 gr. 12.

Hammann et Hirshmann arrivent à cette conclusion en étudiant la courbe de la glycémie et de la glycosurie après l'ingestion de sucre, chez des sujets normaux ou diabétiques légers, que dans la grande majorité des cas, la glycosurie ne devient évidente que lorsque le taux glycémique atteint 1 gr. 7 à 1 gr. 8 au litre.

C'est pour eux le *seuil normal du glucose* : or ce seuil varierait peu d'un sujet à l'autre et du sujet normal au diabétique.

C'est à cette conclusion qu'arrivent également Knud Faber et Norgaard dans des recherches récentes critiquées du reste par Petren.

Joslin, dans son livre très complet sur le diabète, conclut « qu'on ne peut parler d'un seuil rénal du sucre dans le diabète ».

Williams et Humphreys, dans deux mémoires, étudient « la signification exacte du sucre du sang dans le diabète » ; ils insistent sur ce fait qu'il faut distinguer le *sucre du sang* et le *seuil rénal*. Ils admettent, contrairement aux auteurs précédents, que le seuil est variable dans les différents cas de diabète, et arrivent à cette conclusion qu'un seuil élevé est toujours d'un pronostic sévère, surtout lorsqu'il est noté au cours d'un traitement strictement suivi. L'élévation du seuil serait un processus de défense qu'emploie l'organisme pour conserver le sucre dont il a besoin. Nous reviendrons plus loin sur les différentes conclusions des auteurs précédents. Mais on peut s'étonner que, tout en montrant l'importance de l'étude du seuil dans le diabète, ces auteurs se soient contentés, pour rechercher ce seuil, de noter le taux du sucre sanguin correspondant avec la cessation de la glycosurie ; nous verrons plus loin la défectuosité de cette méthode.

Rouillard, dans sa thèse très intéressante, admet simplement, tout en citant les travaux d'Hammann, d'Hirschmann, Basley, Williams et Humphreys, que le seuil rénal du glucose est différent de celui qu'admettait autrefois Cl. Bernard : une augmentation de la perméabilité rénale au sucre déterminerait la glycosurie, et une imperméabilité rénale restreindrait celle-ci. Mais nous n'avons trouvé dans ce travail important aucune étude systématique des variations du seuil du glucose chez les diabétiques.

L'intérêt du seuil du glucose et de ses variations dans le diabète paraît bien ressortir des quelques études précédentes, mais il ne nous apparaît pas que dans aucun des mémoires cités plus haut les auteurs en aient fait une étude complète, basée sur les méthodes d'investigation très précises que nous possédons actuellement.

Avec les techniques imparfaites dont ils faisaient usage, les auteurs précédents arrivaient aux conclusions suivantes :

a) Le seuil du glucose est beaucoup plus bas que 3 p. 1.000.

b) L'excrétion de sucre peut survenir avec un taux de glucose normal dans le sang. Expérimentalement, le fait a été démontré, à la suite d'injections intraveineuses de glucose, par Lépine d'une part, Lamy et A. Mayer de l'autre. Cliniquement, ces données se rapportent à ce qu'on a décrit sous le nom de diabète rénal.

Lépine, après piqûre de la moelle à 1 centimètre au-dessous du bulbe, a noté un abaissement du taux du glucose et une excrétion de sucre dans les urines. Il s'agit bien là d'un abaissement du seuil.

Un certain nombre de substances (extraits glandulaires, sublimé en injection intraveineuse, nitrate d'urane et chromate de potasse en injections sous-cutanées) provoquent des glycosuries sans hyperglycémie.

c) Le seuil du glucose n'est pas fixe d'un sujet à un autre, il peut même varier chez un même sujet.

Ces conclusions, pour intéressantes qu'elles étaient, restaient assez vagues ; l'étude du seuil était en effet pratiquée de façon trop incomplète, et il faut arriver aux travaux d'Ambard, Chabanier et de Sa sur la glycosurie phloridzique pour voir une étude systématique du seuil, faite dans des conditions d'observation rigoureuse, amener à des constatations intéressantes en ce qui concerne la physiologie pathologique du diabète.

Méthodes d'étude pour étudier les variations du seuil du glucose dans le diabète. — On peut étudier le seuil de deux façons :

1° En cherchant à quel taux de glycémie minima correspond le disparition du glucose ; cette méthode a été employée notamment par John R. Williams et E.-M. Humphreys.

2° En recherchant le calcul du seuil par la méthode d'Ambard.

Sans vouloir entrer ici dans des détails concernant cette méthode, nous rappellerons que, connaissant le débit du glucose réalisé pour une concentration de 75 p. 1.000, la glycémie et la constante uréo-sécrétoire, il est fort aisé de calculer l'excès sur le seuil du glucose.

Soit K, constante uréo-sécrétoire.

Soit D′, débit du glucose recalculé pour une concentration de 75 p. 1.000.

Soit x, excès sur le seuil.

Soit y, seuil.

Nous aurons : x (excès sur le seuil) $= K \times \sqrt{D''}$ d'où on tirera aisément y seuil.

y (seuil) = glycémie — excès sur le seuil.

Pour obtenir ce chiffre, il faudra donc pratiquer le dosage d'urée et de sucre dans le sang et l'urine. Ces dosages ont été effectués : pour l'urée, par l'hypobromite et souvent concurremment par le xanthydrol; pour le sang (sur le plasma fluoré par la méthode de Bertrand), par ponction veineuse.

Données fournies par l'étude du seuil suivant la méthode d'Ambard. — Nous distinguerons les deux faits suivants :

1° L'étude du seuil, pratiquée expérimentalement chez l'animal et cliniquement chez l'homme, à la suite d'injection de phloridzine, a permis à Ambard, Chabanier et Onell, Chabanier et de Sa, de montrer que la glycosurie phloridzique était déterminée par *un abaissement du seuil*. Ces auteurs sont même arrivés, avec la phloridzine, à abaisser tellement le seuil qu'ils ont pu le conduire à zéro.

Voilà donc une première variété de *glycosurie* due non pas à de l'hyperglycémie, mais à un simple abaissement du seuil.

2° A côté de ce premier type de glycosurie, il en existe un second, dans lequel, avec *une glycémie au-dessus de la normale, il existe une élévation du seuil du glucose.*

Chabanier avait montré que le seuil du glucose est très mobile : il suit la glycémie, « ou plus probablement c'est la glycémie qui règle le seuil ». Chabanier, en recherchant le seuil chez un certain nombre de malades, était arrivé à cette conclusion, qu'aux glycémies faibles correspondent des excès sur le seuil peu marqués mais que, à mesure que la glycémie augmente, « le seuil s'élève aussi, mais sensiblement moins vite que la glycémie. Il en résulte des excès sur le seuil relativement considérables et persistants, d'où des glycosuries considérables » (Ambard).

Les glycosuries adrénaliniques, hypophysaires, par piqûre du plancher du quatrième ventricule, sont des glycosuries avec hyperglycémie et élévation considérable du seuil.

Les recherches personnelles que nous pratiquons depuis plusieurs mois avec Gruat et Mlle Levina chez les diabétiques sont venues confirmer sur certains points les idées d'Ambard.

1° *Étude du seuil chez des diabétiques différents.* — Le seuil est essentiellement différent suivant les sujets; il est parfois supérieur à 3, fréquemment à 2, assez souvent il oscille entre 1 et 2, parfois enfin il n'atteint pas 1 ; on peut conclure qu'il est plus élevé en général chez le diabétique que chez le sujet sain.

Dans la majorité des cas ce n'est pas le taux du glucose sanguin qui règle l'état de la glycosurie, mais bien le seuil et ses rapports avec la glycémie. En d'autres termes, *l'excès sur le seuil est en général proportionnel au taux du glucose urinaire.*

Le *parallélisme n'est cependant pas toujours aussi net* : certains sujets ont des excès sur le seuil peu marqués avec des glycosuries plus intenses que d'autres diabétiques chez lesquels l'excès sur le seuil n'est pas élevé. Il y a là un facteur spécial qui intervient et que nous ne connaissons pas.

Il est aisé enfin de comprendre que si le seuil s'abaisse au-dessous de la normale, la glycosurie survient sans hyperglycémie.

2°. Étude du seuil chez un même diabétique. — Le seuil est variable chez un même diabétique, il n'a rien de fixe; mais il y a des degrés dans cette variabilité ; certains diabétiques ont des seuils très variables, chez d'autres il varie fort peu et reste toujours élevé, même avec des régimes très sévères.

Le plus souvent le seuil s'élève lorsque la glycosurie augmente et s'abaisse quand la glycosurie diminue, mais *il n'en est pas toujours ainsi*; la variabilité de *l'excès sur le seuil* explique dans la grande majorité des cas mais non constamment la variabilité de la glycosurie; nous avons pu ainsi observer des malades chez lesquels l'excès sur le seuil restant identique, la glycosurie subissait des variations.

Valeur de l'étude du seuil chez les diabétiques.

La notion du seuil apporte-t-elle des données nouvelles dans l'étude du diabète?

1° *La notion du seuil ne fait en réalité que traduire sous une forme particulière, ce fait déjà vu depuis longtemps* que l'hyperglycémie ne conditionne pas toujours la glycosurie du diabète.

Dire que c'est l'excès sur le seuil qui règle la glycosurie, c'est en réalité exprimer d'une façon un peu différente du langage habituel ce fait que certaines glycosuries de valeurs différentes peuvent survenir avec des taux de glycémie identiques, grâce à des excès sur le seuil dissemblables.

2° La notion du seuil fait intervenir l'élément rénal? Mais elle ne permet pas d'établir le rôle exclusif de ce dernier.

Chabanier et Mlle Lebert estiment que la détermination du seuil du diabétique ne fait que montrer l'existence « d'un trouble purement rénal, tout à fait indépendant de l'état normal ou anormal du métabolisme des hydrates de carbone — la simple considération du seuil ne nous apprend rien concernant le diabète considéré en lui-même — il ne saurait être un critère ni de l'existence ni de la gravité d'un diabète ».

Le rein joue certainement un rôle dans l'excrétion du glucose, mais il s'en faut de beaucoup, à notre avis, qu'on puisse ainsi isoler son action.

Sans doute, une lésion rénale influe sur l'excrétion du sucre, et nous comprenons fort bien que certains diabétiques puissent devenir aglycosuriques parce que leurs reins deviennent imperméables au sucre ; on peut traduire ce fait en disant que le seuil s'élève mais c'est ici exprimer simplement un fait d'une façon différente, sans plus. Dans le cas où, avec une glycémie normale, la glycosurie survient, on peut exprimer le phénomène, en écrivant que le seuil s'abaisse, mais ici encore c'est noter un fait sous un vocable différent sans l'expliquer.

Nous savons que chez le diabétique, la glycémie est le plus souvent supérieure à la normale, mais qu'un même chiffre de glycémie peut déterminer des glycosuries différentes : dire que dans ces cas l'excès sur le seuil varie et que les élévations du seuil sont différentes, n'aboutit ici encore qu'à exprimer le phénomène, sans en donner les raisons.

Tant que nous ne saurons pas *pourquoi* le rein

excrète du sucre ou n'en excrète pas, nous ne ferons, en étudiant les variations du seuil, que traduire d'une façon exacte un fait, sans l'expliquer et sans avoir le droit d'admettre qu'il s'agit là d'un phénomène « purement rénal ».

Ambard faisait du reste fort justement remarquer que « la corrélation entre le seuil et la glycémie est loin d'être régulière, c'est donc qu'à côté de la glycémie, d'autres facteurs devront encore commander au seuil ».

Pourquoi les excès sur le seuil identiques conditionnent-ils des glycosuries différentes? Quels sont donc les facteurs extra-rénaux qui interviennent pour régler l'excrétion du sucre? Tout le problème est là et la notion du seuil ne le résout pas. Bien des variations de la glycosurie restent inexpliquées si on s'en tient d'une façon exclusive à cette notion du seuil.

Nous conclucrons donc que la recherche des modifications du seuil chez le diabétique n'aboutit nullement à établir simplement le rôle du rein dans le mode d'excrétion du sucre; certainement ces modifications résultent d'un mécanisme complexe qu'il reste à fixer. Mais l'étude de ces modifications peut fournir au point de vue clinique des indications, pronostiques et diagnostiques intéressantes, et qui ne se bornent pas pour nous exclusivement dans le seul fait de *caractériser un élément purement rénal*.

B. — Indice glycémique de tolérance.

Bierry et Rathery ont proposé de rechercher les rapports entre le taux du sucre sanguin et la glycosurie d'une façon différente.

Mettant leurs malades à un régime fixe déterminé

pendant une période de 5 à 8 jours, ils étudient la teneur en sucre de l'urine et du sang.

Cet examen est pratiqué toujours à jeun (12 heures au moins après le dernier repas afin d'éviter toute influence de l'acte alimentaire).

Les auteurs appellent hyperglycémie *liminaire* la teneur en sucre du sang nécessaire pour déterminer l'apparition de la glycosurie. Ils ont recherché chez un grand nombre de diabétiques le taux de la glycémie sucre libre et de la glycémie sucre protéidique, d'une part en l'absence de tout régime systématique, avec glycosurie marquée, d'autre part après un certain temps de régime strict (sans hydrate de carbone)[1] amenant la cessation de la glycosurie ; enfin, après réalimentation hydrocarbonée progressive pour atteindre la limite de tolérance hydrocarbonée ; ils ont ainsi établi l'*indice glycémique de la tolérance*, c'est-à-dire la teneur en sucre libre et en sucre protéidique du plasma veineux à ce moment. Chez la plupart des diabétiques simples, on constate, après huit jours de régime strict, un abaissement très net de la teneur du plasma veineux, à la fois en sucre libre et en sucre protéidique. Cette teneur se relève, à la suite du régime de tolérance, tout en restant inférieure au taux initial. L'indice glycémique de tolérance prend ainsi une valeur intermédiaire en sucre libre et en sucre protéidique. A chaque individu correspond un *indice particulier*. D'autres modalités ont été observées du reste. Dans le jeûne, la teneur du plasma veineux en sucre libre et en sucre protéidique subit une baisse notable.

Dans le diabète consomptif avec acidose, on peut, au cours du jeûne, observer deux ordres de phéno-

---

1. Ou tout au moins — en quantité pratiquement nulle.

mènes : a) la teneur du plasma en sucre libre et en sucre protéidique augmente et les symptômes du coma apparaissent; b) les signes d'acidose disparaissent, la glycosurie s'atténue considérablement ou cesse; le taux du sucre libre et du sucre protéidique baisse dans le plasma. Les auteurs concluent de leurs recherches que l'indice glycémique de tolérance est spécial à chaque diabétique, qu'un chiffre élevé de cet indice est en rapport avec un pronostic réservé, que la valeur de l'indice glycémique protéidique, qui n'avait encore jamais été envisagé jusqu'ici, paraît revêtir un intérêt tout particulier; enfin que l'étude de l'indice glycémique donne le moyen de suivre des modalités de diabète que le simple examen des urines ne permet pas d'envisager.

Conséquences de la glycosurie. — Le sucre éliminé par les urines constitue une réserve d'énergie perdue pour l'organisme.

L'intensité de la glycosurie étant fonction, en partie du moins de l'hyperglycémie et du seuil, on se rendra aisément compte qu'elle n'est pas nécessairement directement proportionnelle à la gravité du diabète. La glycosurie est sous la dépendance de la quantité d'hydrates de carbone ingérés; mais elle n'est pas exclusivement liée à celle-ci. Ce sera le rôle du clinicien de faire la part exacte de l'apport alimentaire et du trouble de la nutrition proprement dit afin d'établir la signification exacte d'une glycosurie dans un cas donné. Nous nous occuperons plus loin de ce point.

On peut admettre d'une façon générale que la glycosurie constitue un trouble biologique qui doit être combattu car le glycose éliminé est sans intérêt pour l'organisme d'une part et d'autre part l'urine sucrée constitue un milieu éminemment favorable au développement des bactéries et des parasites, enfin l'élimination constante par le rein d'une grosse quantité de sucre n'est pas sans influencer l'état du parenchyme rénal (excitant de la cellule rénale), comme nous l'avons montré avec A. Mayer.

4° Acidose.

L'acidose peut être définie : « l'apparition dans l'organisme de substances acides non oxydées dans des quantités telles qu'elles dépassent de beaucoup celles que l'organisme normal fabrique ordinairement ».

On se rappellera que dans l'acidose le sang ne devient jamais *acide*.

On note simplement un abaissement de l'alcalinité de titration du sang [1].

L'acidose ne survient pas exclusivement dans le diabète; on la constate dans beaucoup d'affections (cachexie, abcès du foie, carcinome gastrique, appendicite, gastro-entérite, shocks de guerre, etc.).

On peut même la considérer comme physiologique, mais elle n'acquiert d'importance que dans une circonstance spéciale, le *jeûne*.

Pour bien comprendre l'acidose diabétique, il nous faut exposer très rapidement l'acidose physiologique et son mécanisme.

ACIDOSE PHYSIOLOGIQUE. — L'acidose se traduit par la présence dans les urines et dans les humeurs de l'organisme des corps acétoniques : acétone, acide acétyl-acétique, ou diacétique, ac. β-oxybutyrique.

---

1. La réaction normale du sang (alcalinité ionique) est très légèrement alcaline, donc très voisine de la neutralité; il est remarquable de constater que des intoxications massives comme l'acidose diabétique modifie fort peu la réaction du sang.

A quel taux se trouvent ces corps acétoniques chez le sujet normal.

Comment se forment-ils?

Comment l'organisme sain se défend-t-il contre cette intoxication?

Telles sont les trois questions que nous avons à résoudre.

1° A QUEL TAUX SE TROUVENT CES CORPS ACÉTONIQUES CHEZ LE SUJET NORMAL?

L'urine normale contient 30 à 80 milligrammes d'acide acétylacétique et d'acétone (le tout exprimé en acétone (Embden) : il est *probable même qu'elle ne renferme quand elle est fraîche que le seul acide acétyl-acétique*; en tous cas on ne retrouve jamais d'acides β-oxybutyrique (peut-être à l'état de traces : Veeder et Johnsten).

L'air respiré renferme de 30 à 80 milligrammes d'acétone.

Le sang et les organes des sujets normaux contiennent des quantités minimes d'acétone, d'acide acétyl-acétique et d'acide β-oxybutyrique.

2° COMMENT SE FORMENT-ILS?

SOURCE DES CORPS ACÉTONIQUES. — Les corps acétoniques marquent une étape intermédiaire dans la dégradation des acides gras. Ceux-ci proviennent d'une part des graisses, d'autre part des corps albu-minoïdes, en sorte qu'on peut admettre une double source pour les corps acétoniques : les graisses et les corps albuminoïdes.

Les *graisses* — ce sont les éthers triacides de la glycérine (triglycérides des acides palmitiques-stéa-rique et oléique).

Les *corps albuminoïdes*. — Les *acides aminés* sont transformés en acides gras au cours de leur dédoublement dans l'organisme : L. Blum l'a démontré pour deux isomères de la tyrosine. Neubauer, Embden et Marx ont étudié le mécanisme de cette transformation, l'acide cétonique provenant de l'acide aminé donne par perte d'un maillon carboné, un acide gras avec un atome de carbone en moins. *Ce fait est à retenir* et fera comprendre, pourquoi certains acides aminés sont seuls cétogènes, c'est-à-dire producteurs de corps acétoniques.

Parmi les acides aminés cétogènes nous citerons la leucine, l'isoleucine, la tyrosine, la phényla-lanine.

Chez le sujet normal, l'ingestion de butyrate de soude amène l'élimination de corps acétoniques. (Blum et Dakin). Du sang de bœuf additionné d'acide butyrique (Schwarz et Loeb) et passant en circulation artificielle à travers un foie de chien, ressort chargé d'acide acétylacétique et d'acétone. Baer et Blum admettent que chez le diabétique en état d'acidose, l'ingestion d'acide butyrique et de beaucoup d'autres acides de la série grasse qui se dégradent par l'étape de l'acide butyrique, fournit dans l'urine, de l'acide β oxybutyrique, de l'acide acétylacétique et de l'acé-tone.

Tous les acides gras ne donnent pas de corps acé-toniques. Seuls sont cétogènes :

1° Les acides gras *saturés* d'atomicité égale ou supé-rieure à C⁴ renfermant un *nombre pair* d'atomes de C (ac. butyrique, caproïque, caprylique, caprique, etc.).

Les acides gras se trouvant dans les graisses natu-relles (palmitique, stéarique), rentrent dans cette caté-gorie, cependant « la preuve qu'ils fournissent réel-lement des corps acétoniques n'est pas encore faite d'une façon irréfutable » (L. Blum).

La démonstration de la source cétogène n'a été

faite pour les acides pairs saturés que jusqu'à l'acide caprique.

Les acides gras à nombre impair sont soit indifférents, soit anticétogènes ;

2° Les *acides gras non saturés avec un nombre pair d'atomes de carbone* peuvent donner des corps acétoniques. La preuve est faite pour l'acide crotonique (Friedmann et L. Blum). L'acide oléique, le plus intéressant pour nous, puisqu'il se trouve dans nos aliments, n'a pas été étudié à ce point de vue ;

3° Les acides avec *chaines latérales ou bifurquées* sont cétogènes sous certaines conditions.

On s'est demandé enfin si les corps acétoniques ne peuvent être le résultat d'une synthèse dans l'organisme (Hugounenq, Spiro, Magnus-Lévy, Friedmann). Les expériences de L. Blum n'ont pas donné, à ce sujet, de résultats positifs.

Cette transformation des graisses et des albuminoïdes fournissant dans certaines conditions des corps acétoniques est loin de se produire toujours *simultanément* et avec *la même facilité*. Baer et Blum ont montré notamment chez le diabétique, qu'il y avait des différences selon l'intensité de la maladie «dans les cas légers, la transformation des graisses semble s'opérer plus facilement».

Il existe, a côté des corps cétogènes, des corps anticétogènes.

Sont anticétogènes à côté des *hydrates de carbone*, tous les corps qui produisent du glycose dans l'organisme : la glycérine, le glycocolle, l'alanine, les acides aspartique et glutamique. Dans la molécule protéique totale, les groupes anticétogènes l'emportent sur les autres. Parmi les anticétogènes nous pouvons citer les pentoses, l'acide citrique, l'acide glutarique (J. Bær et L. Blum) l'acide saccharique, l'alcool

(Neubauer). Le rôle anticétogène des *hydrates de carbone* est facile à démontrer; on sait que le jeûne suffit à faire apparaître les corps acétoniques dans l'urine; or *la seule suppression des hydrates de carbone* aboutit aux mêmes résultats, il suffit de faire ingérer 50 à 60 grammes d'hydrates de carbone pour ramener l'excrétion des corps acétoniques aux limites normales.

Origine de l'acidose. — La présence en excès dans l'organisme des corps acétoniques peut relever de deux causes : ou bien il y a *hyperproduction de corps acétoniques* : le foie de chiens rendus diabétiques, fournit par circulation artificielle une quantité de corps acétoniques beaucoup plus considérable que le foie des animaux normaux (Embden et Michaud) : ou bien il y a *manque de destruction* : en faisant ingérer à des diabétiques de l'acide β-oxybutyrique et de l'acide diacétique, ces corps sont éliminés en plus grande proportion que normalement (50 à 70 p. 100).

On a dit que les hydrates de carbone agissaient comme substance anticétoplastique par deux mécanismes.

1° On admet avec Naunyn et Rosenfeld que « les graisses brûlent au feu des hydrates de carbone »; les graisses pour être comburées auraient besoin d'une quantité déterminée d'hydrates de carbone.

2° Samuely estime que l'organisme obéit au moindre effort « il cherche à se procurer le plus d'atomes de C dans le temps le plus court. Normalement il se les produit aux dépens des hydrates de carbone facilement oxydables; lorsque ceux-ci font défaut il lui est plus facile et plus économique de détacher constamment des atomes de C des acides gras à poids moléculaire élevé que de couvrir ses besoins calorifiques en brûlant jusqu'au bout une substance aussi pauvre en atomes de carbone que l'acide β-oxybutyrique ».

En étudiant avec Desgrez et Bierry les effets du jeûne, nous avons constaté que chez les diabétiques acidosiques, les sujets les moins atteints, grâce à la privation d'aliments, arrivaient à utiliser et à détruire à ce moment même les corps acétoniques; au contraire, chez les sujets plus gravement atteints, le jeûne fait augmenter notablement l'excrétion de ces corps; il s'ensuit que les résultats du jeûne peuvent chez les diabétiques acidosiques, fournir une donnée pronostique intéressante.

Il n'est pas irrationnel de penser que chez les diabétiques dits acidosiques, la combinaison entre les hydrates de carbone et les corps acétoniques n'a plus lieu, d'ou manque d'utilisation par l'organisme à la fois des hydrates de carbone et des corps acétoniques qui sont éliminés l'un et l'autre. D'où déperdition grave pour l'organisme, la présence dans l'urine des corps acétoniques serait non pas la cause mais le témoin du trouble grave du métabolisme.

RAPPORT DE CES CORPS ENTRE EUX, LEURS DESTINÉES ULTÉRIEURES. — Les corps acétoniques sont très probablement à l'état normal une étape obligatoire de la désassimilation, mais tandis que chez le sujet normal, ces composés disparaissent et ne sont plus que « des étapes intermédiaires destinées à une combustion complète avec formation de CO_2 et de H_2O, chez le diabétique, les corps acétoniques échappent à toute destruction » (Hugonneng et Morel).

L'*acétone* ne constitue en réalité qu'une formation accessoire, tenant à la facilité avec laquelle l'acide acétylacétique se dédouble en acétone et en acide carbonique; il est probable même que dans l'urine fraîche, seul existe l'acide diacétique.

De l'acide diacétique et de l'acide β-oxybutyrique, quel est le premier formé.

Lambling donne le schéma suivant :

$$\text{Acide butyrique}$$
$$\uparrow$$
$$\text{Acide acétylacétique}$$
$$\uparrow\downarrow$$
$$\text{Acide β-oxybutyrique}$$
$$\downarrow$$
$$\text{Acide carbonique et eau.}$$

La transformation d'acide acétylacétique en acide β-oxybutyrique serait réversible. O. Neubauer admet que normalement l'acide butyrique ne fournit que l'acide β-oxybutyrique lequel est conduit à l'état d'H_2O et de CO_2 ; la formation d'acide acétylacétique « ne représenterait qu'une fausse route latérale, dans laquelle la dégradation de l'acide β-oxybutyrique s'engage, en cas d'acidose, lorsque la combustion directe de cet acide est devenue impossible » (Lambling). Blum estime au contraire que normalement l'acide acétylacétique peut se former en premier et donner lieu à la naissance secondaire d'acide β-oxybutyrique. Cependant, dans le diabète, l'acide β-oxybutyrique est transformé en acide diacétique. Quant aux produits s'intercalant entre l'acide β-oxybutyrique et le CO_2 et l'eau, on ne sait rien de net; peut être ajoute Lambling se forme-t-il de l'acide acétique.

En résumé, les acides gras saturés pairs par β-oxydation aboutissent à l'acide butyrique. Ce dernier par oxydation donne naissance à l'acide diacétique. Ici la dégradation successive de l'acide diacétique est mal connue. Elle peut se faire de trois façons différentes :

a) par réaction latérale : formation d'acide β-oxybutyrique;

b) par dédoublement cétonique : CO_2 et acétone;

c) par dédoublement acide (2 molécules d'acide acétique). Ce dernier donne finalement de l'acide formique, de l'acide carbonique et de l'eau.

Ce mode de dégradation des acides gras n'est peut-être pas le seul; ils peuvent peut-être être transformés en acides gras non saturés, l'acide alcool et l'acide cétonique (acétone et acide β-oxybutyrique) ne naîtraient que secondairement de l'acide non saturé et représenteraient une autre voie de dégradation.

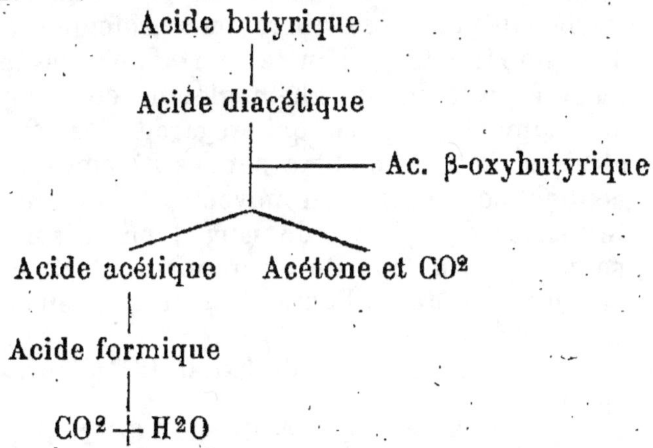

Le foie est le lieu de production principal des corps acétoniques, quant aux lieux de destruction ils sont multiples : foie, rein, rate, muscles, poumon, sang.

Au moyen de circulations artificielles au travers du foie Embden, Baer et Blum, etc., ont pu suivre la formation des corps acétoniques aux dépens de diverses substances.

3° COMMENT L'ORGANISME SAIN SE DÉFEND-T-IL CONTRE L'ACIDOSE.

Ce mécanisme a été étudié en cas de jeûne, on voit alors se produire chez l'individu normal de l'acidose.

L'organisme réagit contre cette intoxication par des processus multiples.

1° *Par les alcalis fixes*. — Les acides qui pénètrent dans le sang sont neutralisés par les alcalis des sels à acides faibles du sang avec mise en liberté soit de CO_2 aussitôt éliminé par le poumon, soit d'acides plus faibles encore. On constate donc en cas d'acidose une diminution de CO_2 dans le sang.

Normalement CO_2 existe dans le sang à la fois à l'état dissous (en petite quantité) et à l'état de combinaisons, celles-ci se font d'une part dans le plasma (carbonates alcalins d'abord, puis protéiques et alcalis des globulinates), d'autre part dans les globules (copule protéique de l'hémoglobine et alcali enlevé au pigment). En ce qui regarde les carbonates alcalins, Bohr admet que sur les 27 cm³ de CO_2 que contient sous la tension moyenne de 30 mm. de CO_2, le plasma de 100 cm. de sang, 1 cm. 5 sont en dissolution, 13 à l'état de bicarbonates et 12 sont fixés sur les matières albuminoïdes et sur l'alcali enlevé aux globulinates.

Le carbonate de soude fixe le CO_2 d'après la formule :

$$CO_3Na_2 + CO_2 + H_2O = 2\,CO_3NaH.$$

Non seulement le sodium et le potassium peuvent agir dans la lutte contre l'acidose mais encore le calcium et le magnésium (Mac Crudden).

2° *Par l'élimination d'une urine acide*; tandis que le sang, par exemple, transporte l'acide β-oxybutyrique à l'état de sels, l'urine l'élimine à l'état d'acide libre pour une fraction allant jusqu'aux 2/3.

Grâce à ce travail spécial du rein, la perte quotidienne de bases alcalines est ainsi évitée à l'organisme et celui-ci cependant peut soutirer au sang une grande quantité d'acides.

3° Henderson et Spiro font remarquer que le sang contient des phosphates à l'*état de sels bimétalliques* tandis que dans l'urine il existe des phosphates *monométalliques*, d'où la moitié de l'alcali est ainsi protégée et ne s'échappe pas par les reins.

4° Par *formation d'ammoniaque*.

La neutralisation par l'ammoniaqué est un moyen important que possède l'organisme de lutter contre l'intoxication acide. Plus la quantité de ces acides est grande, plus la quantité d'ammoniaque est importante.

Il est évident qu'il faudra toujours tenir compte dans l'appréciation des chiffres de l'AzH^3 de la quantité d'albumine ingérée et détruite; chez l'homme le rapport entre Az de AzH^3 et l'Az total urinaire est de 6 p. 100. Toute élévation de ce rapport traduit un état d'acidose.

Lambling fait remarquer que le dosage de l'NH^3 urinaire n'est qu'un moyen grossier de déceler l'intoxication acide car cette NH^3 urinaire est sous la dépendance d'autres facteurs et parce qu'une partie variable des acides acétoniques est éliminée à l'état libre.

Dans le type d'acidose que nous étudions, il est rare que le mécanisme de la formation d'AzH^3 ait à jouer, d'une façon importante les alcalis fixes étant suffisants.

Acidose diabétique.

1° *L'acidose est une complication relativement fréquente du diabète.*

L'acidose n'est pas spéciale au diabète, mais on peut considérer que c'est dans cette affection qu'on a pu retrouver les cas les plus graves d'acidose. On retrouve dans le sang, dans l'urine et dans l'air alvéolaire, les corps acétoniques

Dans l'urine on a noté des chiffres très élevés: l'acide β oxybutyrique peut osciller entre 10 et 30 grammes, et atteindre jusqu'à 100 grammes èt plus[1] ; l'acide diacétique 10 à 20 grammes et plus, l'acétone 5 à 10 grammes et plus[2].

Les plus grosses éliminations d'acide cétoniques et cétogènes se rencontrent après administration de bicarbonate de soude.

Cette acidose se caractérise par une série de symptômes que nous étudierons plus loin (diminution de l'alcalinité du sang, du CO_2 alvéolaire, augmentation de l'excrétion d'ammoniaque, etc.) toutes manifestations relevant de l'intoxication acide de quelque nature qu'elle soit.

2° *Comment se produit l'acidose dans le diabète.*

Il semble assez facile au premier abord d'expliquer pourquoi le diabétique fait de l'acidose. Nous savons que la caractéristique du diabète réside dans une diminution du coefficient d'assimilation hydrocarbonée. Or, nous avons vu plus haut qu'il suffit chez l'individu normal de supprimer les hydrates de carbone de l'alimentation pour déterminer les phénomènes d'acidose. La grande différence qui existe entre le diabétique et le sujet sain, c'est que chez le second il suffit d'ajouter à la ration privée d'hydrates de carbone 50 à 100 grammes de ces hydrates de carbone pour faire cesser l'acidose; chez le diabétique au contraire, un coefficient d'assimilation de 50 à

---

1. Le dosage des corps acétoniques totaux étant très délicat, les très gros chiffres publiés autrefois auraient besoin d'être vérifiés à nouveau.

2. Dakin et Strisower ont signalé la présence en quantité notable dans l'urine d'acide formique.

100 grammes ne met pas toujours le sujet à l'abri de l'intoxication acide.

On en peut déduire que si le trouble de l'assimilation des hydrates de carbone semble bien être à la base des accidents d'acidose chez le diabétique, il doit y avoir cependant d'autres facteurs qui agissent pour provoquer ce trouble.

Les corps acétoniques sont produits par certaines graisses et certains albuminoïdes. Or en dehors d'une alimentation trop fortement carnée ou graisseuse qui peut expliquer certains cas d'acidose accidentelle chez les diabétiques, on a le droit de se demander s'il n'existe pas dans certaines formes de diabète un trouble marqué dans le métabolisme des graisses et des albuminoïdes qui, concurremment avec celui portant sur les hydrates de carbone, explique cette acidose grave et persistante qu'on retrouve dans certaines formes spéciales de diabète.

Nous avons vu qu'on peut admettre cette hypothèse que l'étape des corps acétoniques est physiologique et que si chez le diabétique, la dégradation de ces corps n'est pas poussée plus loin c'est que leur combinaison nécessaire avec les hydrates de carbone cesse d'être possible, d'où défaut d'assimilation à la fois des corps acétoniques et des hydrates de carbone.

L'acidose diabétique est-elle identique à l'acidose du jeûne hydrocarboné.

Landergren, Magnus–Lévy, A. Gigon estiment que l'acidose diabétique est en tout comparable à celle du sujet normal en état de jeûne hydrocarboné. Von Noorden considère au contraire que l'acidose diabétique tient à des causes spéciales. Lambling pense que la théorie purement physiologique de l'acidose diabétique se présente avec une certaine vraisemblance, mais il ajoute qu'il reste à résoudre bien des problèmes liés à celui-ci pour qu'on puisse conclure avec sécurité.

Joslin différencie nettement l'acidose du diabétique de l'acidose du jeûne. C'est à semblable conclusion qu'aboutissent M. et H. Labbé, Nepveux, qui admettent un antagonisme véritable entre l'acidose du jeûne normal et celle du diabétique. H. Labbé fait remarquer que « Schwarz et Loeb ont montré que l'acidose de l'homme bien portant est augmentée par l'ingestion de butyrate de soude, les corps gras produisant le même effet. Les uns et les autres se montrent cependant peu ou pas cétogènes chez l'homme diabétique ».

La question ne présente pas seulement un simple intérêt doctrinal ; elle se rattache à la thérapeutique même de l'acidose. Nous reviendrons plus loin sur ce point.

Il ne semble pas qu'il y ait un rapport direct et constant entre l'intensité de l'acidose et la glycosurie (H. Labbé) ; nous ajouterons même, comme nous l'avons indiqué plus haut, entre l'acidose et la glycémie, contrairement à la théorie de Chabanier.

3° *Conséquences de l'acidose dans le diabète.* — *a*) L'acidose est une cause de déperdition d'aliments inutilisés. Kulz pense que l'acidose agit simplement par l'inanition qu'elle détermine. Magnus Levy, ne considère ce mode d'action que comme très secondaire dans la genèse des accidents.

b) L'acidose amène une déminéralisation abondante (Desgrez et Guende). Violle a montré que l'augmentation des éliminations ne portait pas seulement sur les matières minérales, mais encore sur les matières organiques.

c) L'acidose agit en déterminant un trouble général de toutes les manifestations vitales relevant d'une modification dans le degré d'alcalinité des humeurs.

d) Les corps acétoniques sont doués de propriétés toxiques spéciales. — MM. Labbé et Violle n'ont pu reproduire les signes du coma chez le lapin par injection d'Hcl ; par contre en se servant d'acides organiques comme les acides lactique, propionique, butyrique, oxybutyrique, ils déterminent une phase réelle de coma qui se termine par la mort. Desgrez et Adler ont cependant constaté à la suite d'injection d'Hcl des troubles graves et persistants dans la nutrition et le fonctionnement rénal (synthèse de l'acide hippurique).

Desgrez et Guende; Desgrez et Saggio ont montré que la toxicité des composés dit acétoniques, faible pour l'acétone, augmente, suivant une proportion élevée pour l'acide diacétique et l'acide oxybutyrique. L'introduction d'une fonction alcool secondaire dans la molécule d'un acide gras en diminuant la toxicité, l'acide butyrique et l'acide propionique sont plus toxiques que l'acide β-oxybutyrique.

Dans des expériences que nous avons faites avec A. Mayer et Schaeffer, nous avons constaté que les acides α et β oxybutyriques ne déterminaient pas chez le lapin de lésions du foie et du rein, alors que l'acide butyrique provoquait des altérations nettes. Il est vrai que chez le chien les acides oxybutyriques β et α et l'acide butyrique n'altéraient pas le rein mais étaient doués tous trois d'un fort pouvoir lésionnel sur le foie.

Les acides sont toxiques alors même qu'ils sont saturés [1].

Cependant le coefficient de toxicité établi par Desgrez et Saggio s'abaisse beaucoup si, au lieu de

1. Ehrmann a étudié la toxicité du butyrate de sodium. L. Blum estime que ses expériences sont peu démonstratives et qu'à côté de l'acidose, il faut considérer le rôle du sodium.

considérer les acides libres, on envisage leurs sels de sodium (M. Labbé et Violle).

D'une façon générale, on peut admettre que ces corps sont relativement peu toxiques (Hugounenq et A. Morel, L. Blum).

4° *L'acidose explique-t-elle le coma diabétique?* — Walter, Naunyn Minkowski, Magnus, Levy considèrent que l'acidose explique à elle seule le coma diabétique.

On tend de plus en plus à l'heure actuelle à considérer pareille affirmation comme trop absolue.

L'acidose traduit un état de déchéance du métabolisme et surtout un trouble grave dans le fonctionnement hépatique. Mais il faut sans doute, en dehors même de l'acidose qui a une part dans la genèse des accidents, faire intervenir d'autres facteurs encore mal connus. Hugounenq et Morel insistent sur la toxicité des substances azotées résultant du métabolisme anormal des matières protéiques (peptides dérivés des protéiques).

Au cours de recherches faites avec Desgrez et Bierry, nous avons pu doser les corps acétoniques totaux avant et après l'injection intraveineuse de bicarbonate de soude dans un cas de coma diabétique. Avant l'injection les corps acétoniques étaient de 2 gr. 10 au litre et l'acide β-oxybutyrique de 7 gr. 75 au litre. Après l'injection on constatait 2 gr. 30 de corps cétoniques et 7 gr. 80 d'acide β-oxybutyrique. L'injection n'avait donc produit aucun effet.

Dans l'acidose diabétique on devra distinguer 1° l'acidose elle-même avec ses conséquences directes, 2° le trouble du métabolisme (dont une des manifestations est l'acidose). Ce trouble caractérise l'état pathologique. Diminuer ou atténuer l'acidose en agissant directement sur elle, n'est qu'une partie tout accessoire du problème thérapeutique. C'est sur les anomalies du métabolisme qu'il faut intervenir pour faire œuvre vraiment utile et féconde.

Nous terminerons cette étude portant sur la physiologie pathologique du diabète, en insistant à nouveau sur ce fait, que le trouble portant sur le métabolisme des hydrates de carbone ne résume pas à lui seul l'histoire pathogénique du diabète ; les albuminoïdes et les graisses ont également leur métabolisme plus ou moins profondément atteint et nous devrons, dans l'étude de la nutrition du diabétique, étudier les perturbations dans l'assimilation non seulement des hydrates de carbone mais également des graisses et des protéiques.

TROISIÈME PARTIE

ÉTUDE CLINIQUE DU DIABÈTE

1. — ÉTIOLOGIE

Causes prédisposantes.

Fréquence. — Le diabète n'est pas une maladie rare, et il semble même que sa fréquence s'accuse dans ces dernières années. Sans nul doute les progrès des techniques font plus aisément reconnaître la maladie, mais en dehors même de ce fait, la morbidité et la mortalité diabétique semblent croître dans ces dernières années.

Sexe. — L'homme paraît plus fréquemment atteint que la femme, mais la différence n'est peut-être pas aussi considérable qu'on l'admettait autrefois.

Age. — Le diabète survient à tout âge, même chez le nourrisson; chez l'enfant il frapperait souvent les filles; il atteint fréquemment plusieurs enfants d'une même famille et souvent au même âge. D'une façon générale on peut admettre que le diabète « est d'autant plus redoutable que le sujet est plus jeune ».

A la puberté, la morbidité va en croissant jusqu'à 50 ans chez l'homme et 40 ans chez la femme; l'âge de la ménopause paraît la plus favorable à l'éclosion du diabète.

Races. — La particularité la plus intéressante réside dans la prédilection toute particulière qu'ont les Israélites à contracter la maladie. Ce fait noté par Bouchardat a été retrouvé par beaucoup d'auteurs. Cette fréquence du diabète chez les Juifs est retrouvée non pas seulement chez les Juifs de religion mais chez les Juifs de descendance. Sur 1.500 diabétiques Noorden note 40 p. 100 de Juifs sur 60 p. 100 de non-Juifs.

Hérédité. — On a noté fréquemment l'hérédité soit qu'il s'agisse d'une hérédité d'habitudes, de fautes d'hygiène, soit qu'on ait affaire à l'hérédité vraie.

Le diabète peut se rencontrer dans certaines familles, frappant plusieurs générations; l'hérédité paternelle est plus fréquente que l'hérédité maternelle, l'hérédité fraternelle a été quelquefois relevée; ces diabètes héréditaires sont ordinairement de pronostic grave.

Il existe également une véritable *débilité congénitale* en ce qui regarde le métabolisme des hydrates de carbone; qu'une faute d'hygiène vienne se greffer sur cet état, le diabète apparaîtra. D'autres fois on rencontre alternativement dans une même famille, le diabète, la goutte ou l'obésité; nous avons vu que dans le diabète, le métabolisme des seuls hydrates de carbone était loin d'être exclusivement touché; d'autre part comme l'a montré Bouchard, l'obésité peut être le 1er stade du diabète traduisant un défaut d'assimilation des hydrates de carbone, que l'organisme arrive néanmoins à convertir en graisse. Ce sont tout particulièrement les familles d'arthritiques qui fournissent le contingent le plus important de ces perturbés de la nutrition. On discute encore beaucoup sur la signification exacte de ce vieux terme d'arthritisme et on en trouve difficilement une définition mais nous pouvons dire avec Graset « c'est un mot si l'on veut, mais ce mot représente une idée indispensable au praticien, et qu'on ne peut pas désigner par une autre expression ».

Professions. — Les professions agricoles prédisposent fort peu au diabète (Bouchardat); il n'en est pas de même de celles où le travail intellectuel tient la plus grande place, où la sédentarité est presque de règle, où l'alimentation copieuse est habituelle, où les soucis moraux et la tension d'esprit perpétuelle dominent; on a de tout temps noté la fréquence du diabète dans les professions dites libérales: hommes politiques, hommes de bourse, notaires, médecins.

Alimentation. — L'alimentation surabondante jointe à une hygiène défectueuse alimentaire (défaut de mastication, brièveté extrême des repas) joue un rôle réel dans l'étiologie du diabète.

La quantité *globale* d'aliment est ici plus importante que la *qualité*. On a incriminé l'abus de l'alimentation féculente ou sucrée; sans nier d'une façon absolue qu'une hyperglycémie habituelle ne puisse conduire au diabète, on ne peut s'empêcher de remarquer que les paysans qui se nourrissent de féculents en grande quantité sont rarement diabétiques (Bouchardat). Il est fort probable que l'abus d'aliments sucrés ou féculents n'intervient que chez les sujets prédisposés, leur rôle est alors loin d'être négligeable.

Contagion. — On a signalé un certain nombre de cas curieux de diabète conjugal (Debove). J. Teissier a rapporté le cas d'une blanchisseuse qui serait devenue diabétique après avoir lavé le linge d'un diabétique. Nous avons nous-mêmes observé un homme qui mourut de diabète qu'il pensait avoir contracté en soignant son maître atteint de la même affection. S'agit-il de véritable contagion? Tous ces faits semblent constituer encore des exceptions.

Causes occasionnelles. — Les causes précédentes semblent agir surtout en déterminant l'état diabétique, c'est-à-dire un état de débilité nutritif concernant plus spécialement l'assimilation des hydrates de carbone. Sur ce terrain, des agents multiples peuvent intervenir qui déclencheront l'apparition du syndrome et qui seraient incapables à eux seuls de le produire. D'autres fois, au contraire, la cause occasionnelle pourra sur un organisme vierge, faire éclore le diabète, étant à elle seule responsable du trouble morbide. Il est bien difficile de faire la part exacte de ces différents processus. Il est plus clinique d'étudier les différents agents qui peuvent influer sur l'éclosion du diabète, soit en créant cet état de débilité d'une façon lente et progressive en accumulant leurs effets, ou en le déterminant brusquement et faisant ainsi éclore subitement le syndrome morbide.

Infections. — Les infections peuvent agir par un mécanisme complexe, soit en provoquant des altérations de certains organes, soit en déterminant de l'insuffisance glycolytique des tissus (Achard et Lœper). Les infections aiguës peuvent favoriser l'éclosion de la glycosurie alimentaire, ou même provoquer de la glycosurie transitoire. Il n'est pas irrationnel de penser qu'elles puissent faire éclore un diabète resté jusque-là latent. Le rôle des infections peut-il aller plus loin? Il est difficile bien souvent de l'affirmer. On a signalé que lorsqu'une infection aiguë survient chez un diabétique, la glycosurie peut temporairement disparaître ou s'atténuer.

La grippe, les oreillons (pancréatites), la fièvre

typhoïde, le paludisme, la diphtérie, une septicémie quelconque, la tuberculose elle-même, la diathèse d'auto-infection de Gilbert et Lereboullet peuvent ainsi intervenir.

Quant à *la syphilis*, son rôle dans l'éclosion du diabète est certain. Des cas semblables à celui de Carnot et Harvier dans lequel on nota une pancréatite syphilitique scléro-gommeuse avec cirrhose syphilitique du foie sont absolument démonstratifs. Il en est de même des diabètes guéris par le seul traitement spécifique. Mais il s'agit là de faits exceptionnels.

Sans doute, la syphilis héréditaire ou acquise doit intervenir, pour une part tout au moins, dans l'éclosion de certains diabètes. La syphilis étant une infection chronique à localisations multiples, les altérations nerveuses, hépatiques, pancréatiques ou autres qu'elle détermine, peuvent être la cause immédiate du trouble morbide. Mais est-il juste de considérer comme de nature syphilitique tout cas de diabète dans lequel on retrouve la réaction de Wassermann; on n'est nullement autorisé à conclure ici de cause à effet.

Nous estimons quand à nous, qu'il serait un peu exagéré d'affirmer la fréquence du diabète syphilitique.

Intoxications. — Elles interviennent dans la genèse du diabète, à l'égal des infections : alcoolisme, saturnisme, etc.

Quant aux autointoxications, l'affinité du terrain explique les relations souvent intimes qui existent entre la goutte, l'obésité et le diabète.

La goutte peut précéder le diabète, alterner ou se développer concurremment avec lui.

L'obésité présente avec le diabète des rapports

plus intimes. Il n'est pas rare de voir le diabétique être en même temps un obèse. Nous avons vu qu'on peut même considérer que, dans certains cas, le sujet peut, pendant quelque temps, non pas éliminer dans les urines le sucre qui n'est pas assimilé, mais le transformer en graisse dans le matelas graisseux, qu'il contribue à accroître ; c'est l'obésité diabétogène sans glycosurie.

En ce qui concerne *la grossesse* il est important de distinguer la glycosurie gravidique (signalée pour la première fois par Blot en 1856) du diabète vrai.

On sait que dans la grossesse, il y a exagération de l'activité hépatique, qui doit fournir de la glycose à la mamelle afin que celle-ci la transforme en lactose.

Or on peut voir survenir de la glycosurie et de la lactosurie dans trois circonstances différentes.

a) Ante-partum. — A la fin de la grossesse, on voit apparaître de la glycosurie variable du jour au lendemain et qui croît jusqu'à la délivrance (6 à 20 grammes) ; elle est un indice d'activité hépatique, celle-ci précédant la mise en action de la glande mammaire. Lorsque la fonction mammaire commence à s'établir dans les quelques semaines qui précèdent l'accouchement, la lactosurie survient ; elle est très faible (1 à 2 grammes) ; l'apparition de lactosurie chez la femme enceinte permettrait de prédire une lactation abondante (Porcher).

b) Post-partum. — Le sucre trouvé dans l'urine est ordinairement de la lactose ; cette lactosurie oscille autour de 1 à 8 grammes par litre. Elle s'observe dès le début du travail, atteint son maximum le 3e et 4e jour, puis diminue. Elle est d'autant plus marquée que la mamelle fonctionne plus activement.

c) Pendant la lactation. — Ici encore il s'agit de lactosurie. Elle s'observe chaque fois qu'il existe de la rétention lactée ; l'enfant cessant de téter soit par suite de maladie de la mère, soit lors d'une indisposition de l'enfant, soit au moment du sevrage la lactosurie est de règle ; elle sera d'autant plus forte que la nourrice était meilleure (Porcher).

Quant au diabète vrai, il semble que la grossesse n'intervienne que bien exceptionnellement sur son éclosion ; les prétendus diabètes de la grossesse n'étant en réalité ordinairement que des glycosuries gravidiques.

Maladies viscérales. — En nous reportant à ce que nous avons écrit concernant la physiologie pathologique du diabète, on s'expliquera aisément le rôle de certaines affections viscérales ; nous ne saurions y insister ici.

Foie. — Cirrhoses hépatiques de quelque nature qu'elles soient.

Pancréas. — Lithiase pancréatique. Pancréatite chronique. Kystes du pancréas, etc.

Surrénales. — Sarcome de la surrénale. Surrénalites, chroniques. Syndromes d'hyperépinéphrie des néphrites chroniques.

Thyroïde. — Maladie de Basedow (Dumontpallier, Lauder-Brunton, Schmidt, A. Leclerq, Sainton, Gastaud et M. Labbé ont insisté sur l'association de la maladie de Basedow et de la glycosurie).

Hypophyse. — Acromégalie, tumeurs de l'hypophyse. Diabètes polyglandulaires.

Rein. — Les néphrites chroniques se compliquent fréquemment d'hyperglycémie. Nous verrons plus loin les caractères du diabète rénal.

Estomac et intestin. — Rôle des infections digestives, des gastro-entérites, de la sténose pylorique.

Système nerveux. — On doit distinguer ici :

a) *Le diabète d'origine traumatique.* — Le rôle du

trauma dans l'éclosion du diabète emprunte un intérêt tout spécial à la question des accidents du travail.
Le traumatisme n'agit dans la très grande majorité
des cas que comme cause occasionnelle en réveillant
la maladie latente « en l'extériorisant » (Richardière et
Sicard).

Il est classique de dire que le trauma porte habituellement sur la tête; il existe des cas cependant de
trauma abdominal ou même périphérique frappant
les membres.

A côté du traumatisme physique, il faut faire une
part importante au traumatisme moral (frayeur).

Nous avons étudié pendant la guerre la glycosurie
traumatique chez les blessés au moment même de
leur blessure. Elle n'est pas très fréquente : 4,24 p. 100.
Elle ne semble pas survenir électivement dans les
plaies de tête; nous l'avons surtout constatée dans
les plaies des membres inférieurs et supérieurs et
spécialement chez les petits blessés; elle ne paraît
pas en rapport avec la gravité de la blessure; elle
dépasse rarement 20 grammes et souvent oscille
autour de 3 à 4 grammes. Elle semble être influencée,
au moins en partie, par l'alimentation. Cette glycosurie débute en général lors de la première émission
d'urine après la blessure, parfois seulement le
deuxième jour; elle est souvent intermittente et très
fugace. Les deux cas les plus prolongés, que nous
avons pu constater, ont été de 24 jours et de 6 mois.

Le diabète survient immédiatement après le
trauma (dans les trois premiers jours) mais parfois il
existe une véritable incubation (2 à 13 mois).

On ne *ne saurait être trop circonspect dans l'appréciation de l'origine traumatique de certains diabètes*:
il faudra avec grand soin étudier les antécédents
héréditaires et personnels du malade, l'état des urines

avant le trauma. On ne rejettera pas cependant l'origine traumatique d'un diabète sous le prétexte que la glycosurie n'est survenue qu'un certain temps après l'accident. Noorden donne comme limites extrêmes 2 ans, Brouardel et Carles 3 à 4 ans.

On peut rapprocher du diabète traumatique le diabète secondaire à une opération chirurgicale.

b) *Le diabète d'origine psychique.* — Les causes morales (émotions, chagrins, etc.) jouent un rôle beaucoup plus important que le traumatisme.

c) *Le diabète dans les maladies mentales.* Mélancolie avec dépression, paralysie générale. Ce diabète serait en réalité bien rare.

d) *Le diabète dans les affections organiques du système nerveux.* Il s'agit en général de lésions cérébrales (tumeurs, hémorragies, ramollissement portant sur le plancher du 4e ventricule, la région hypophysaire, le cervelet, plus rarement les hémisphères cérébraux).

Les diabètes par lésions médullaires (sclérose en plaque, tabes) ou nerveuses périphériques (névralgie sciatique, tumeur du pneumogastrique) sont exceptionnels.

II. — SYMPTOMES DU DIABÈTE

Les symptômes du diabète doivent être envisagés sous deux aspects :
1° Les manifestations cliniques;
2° L'état de la nutrition.

1° Les Manifestations cliniques.

Le diabète se manifestera par un ensemble de symptômes qui constitueront « le *tableau clinique du diabète* ». Il est très difficile de différencier les symptômes du diabète de ce qu'on est convenu d'appeler les complications; les premiers, comme les seconds, découlent d'une même cause qui est le trouble nutritif.

Nous considérerons un peu arbitrairement comme *symptômes* du diabète ceux qui dépendent immédiatement du trouble nutritif, qui en sont comme la manifestation ordinaire, nécessaire, traduisant pourrait-on dire, au grand jour le trouble nutritif, le rendant visible à tous, tandis que les complications seront des manifestations accidentelles, inconstantes, accessoires.

Les symptômes du diabète peuvent être groupés de la façon suivante :

1° *Syndrome urinaire* : polyurie, glycosurie.

2° *Syndrome d'inanition relative* : polyphagie amaigrissement, hypothermie.

3° *Syndrome d'imbibition des tissus de l'organisme par le sucre.*

Polydypsie. — Vulnérabilité générale des tissus.

Ces trois grands ordres de symptômes, pour fréquents qu'ils soient dans le diabète, *n'existent pas cependant toujours au complet.*

On peut être diabétique, tout en n'étant pas glycosurique; tel sujet peut avoir un coefficient d'assimilation restreint pour les hydrates de carbone et cet état de débilité nutritive peut rester latent si l'alimentation hydrocarbonée du malade est restreinte, elle-même et ne dépasse pas le taux du coefficient d'assimilation; le patient n'en sera pourtant pas moins un diabétique. De même une néphrite chronique peut empêcher l'excrétion de sucre secondaire à une hyperglycémie.

Syndrome urinaire.

Nous n'étudierons ici que les deux grandes manifestations : la *polyurie* et la *glycosurie*.

Polyurie. — La polyurie est très fréquente dans le diabète, elle n'est pas absolument constante. Elle atteint souvent 3 à 4 litres. On a signalé des polyuries de 15 et 20 litres et même davantage.

RECUEIL DES URINES. — Pour bien juger de la polyurie, il faut faire recueillir entièrement par le malade ses urines pendant 24 heures. A une heure déterminée, par exemple 7 heures du matin, le patient vide sa vessie et jette les urines ainsi émises. Depuis cette heure (7 heures) jusqu'au lendemain matin (même heure), toutes les urines sont entièrement recueillies dans un vase bien propre renfermant un antiseptique (cyanure de mercure, thymol, fluorure de sodium); à 7 heures le malade urinera, terminant ainsi le cycle de 24 heures et ces dernières urines seront jointes aux urines conservées.

ASPECT. — Les urines sont limpides, claires et pâles, ordinairement sans dépôts d'urates.

DENSITÉ. — La *densité est accrue*, ce qui est déjà un caractère important : toute urine polyurique non diabétique ayant en général une densité faible; celle-ci peut dans le diabète s'élever à 1.030, 1.050 et même plus. D'une façon générale, le chiffre de la densité est en rapport direct avec le degré de la glycosurie. Bouchardat a montré qu'on peut très approximativement, connaissant la densité d'une urine, apprécier le chiffre de la glycosurie : on prend les deux derniers chiffres de la densité, on multiplie par 2, puis le résultat trouvé par le volume de l'urine. On retranche enfin du chiffre obtenu 60. Cette méthode d'application serait valable pour une température de 15°; il existe de légères variations pour les températures supérieures ou inférieures (tables de correction de Bouchardat).

RAPPORT AVEC LA QUANTITÉ DE SUCRE. — Il existe ordinairement, mais non constamment, un rapport direct entre le degré de la polyurie et l'intensité de la glycosurie ; un diabétique au régime convenable qui voit son sucre disparaître, cesse d'être polyurique.

RYTHME DE L'ÉLIMINATION. — La quantité d'urine excrétée est ordinairement plus forte le jour que la nuit, mais l'état fonctionnel du rein joue certainement un rôle important dans le mode d'élimination aqueuse; une néphrite chronique accusée provoquant de la nycturie.

L'abondance de la polyurie est telle chez le diabétique qu'il est souvent obligé de se réveiller la nuit pour uriner, et ce fait constitue souvent un des petits signes qui attirent l'attention du malade et l'amènent à consulter le médecin.

La polyurie s'accompagne parfois de brûlures, de picotements périnéaux. Si, le plus souvent, les mictions ne sont pas très fréquentes, mais par contre très abondantes, il n'en est pas moins exact que l'ensemble de ces troubles explique qu'on ait pu donner à ces malades la dénomination de « faux urinaires ».

Glycosurie. — La glycosurie est considérée depuis longtemps comme l'élément caractéristique du diabète.

En réalité *elle est loin d'en constituer l'élément principal*; un diabétique peut cesser d'être glycosurique et rester diabétique, ainsi que nous l'avons dit plus haut.

TOUT GLYCOSURIQUE EST-IL UN DIABÉTIQUE? Certes non. Le diabétique est un malade qui présente à l'état permanent un trouble dans l'assimilation des hydrates de carbone. Ce trouble est-il passager, il se traduira seulement par une glycosurie transitoire; c'est ainsi qu'on a le droit de décrire une glycosurie toxique (chloroforme, adrénaline, etc.), une glycosurie infectieuse survenant au cours d'une grippe, d'une diphtérie, d'une toxi-infection intestinale, une glycosurie nerveuse (traumatisme, névralgies, etc.). Mais cependant, on se rappellera que ces glycosuries passagères sont souvent l'indice d'un état de débilité spéciale de la nutrition, elles constituent pour le médecin et pour le malade, un indice précieux *indiquant la nécessité d'une surveillance attentive*; de tels sujets, faisant sous l'influence d'une intoxication ou d'une infection, une glycosurie passagère, sont certainement des candidats au diabète. Sans doute beaucoup d'entre eux pourront éviter de devenir diabétiques grâce à une hygiène alimentaire bien comprise; mais il n'est pas illogique d'admettre que chez certains de ceux-ci, l'abus des féculents, des hydrates de carbone alimentaires aura une influence néfaste sur la constitution définitive du syndrome. On voit la néphrite chronique se développer insidieusement et en apparence sans cause; nous savons bien actuellement le rôle de ces néphrites parcellaires infectieuses ou toxiques, écloses à la suite d'angines, de troubles intestinaux, d'infections passagères et qui, par leur répétition, arrivent à créer finalement un état d'insuffisance rénale manifeste. Or ce qui est vrai pour la néphrite chronique, l'est également pour le diabète. Point n'est besoin de vouloir toujours chercher dans l'étiologie de la maladie une cause unique ou prédominante. La glycosurie passagère n'est ainsi souvent que la préface du diabète.

RECHERCHE DE LA GLYCOSURIE. — Le malade fait souvent lui-même, en dehors de toute analyse chimique, le diagnostic de la présence de sucre dans les urines; il constate sur son pantalon des *taches blanches* qui résistent à la brosse et ne peuvent être enlevées que par lavage à l'eau.

Pour caractériser chimiquement la présence de sucre dans les urines, on devra avoir recours aux méthodes chimiques; nous ne pouvons insister ici sur les différentes techniques à mettre en œuvre. On pourra utiliser les propriétés de la glycose : son pouvoir réducteur, son pouvoir rotatoire, la recherche de son osazone, son pouvoir fermentatif. On se sert couramment de la réaction à la liqueur de Fehling après défécation, soit au sous-acétate de plomb, soit au réactif mercurique de Patein.

Le précipité rouge obtenu en chauffant un mélange d'urine et de liqueur de Fehling n'est pas absolument *caractéristique* de la présence de sucre dans les urines.

L'acide urique en excès, les matières colorantes, la créatinine, l'acide glycuronique réduisent la liqueur de Fehling. L'absorption de certains médicaments (chloral, camphre, phénol, gaïacol) est suivie d'émission d'urine jouissant de la même propriété : la présence de sels ammoniacaux, d'albumine urinaire gêne la réaction.

D'autres fois le précipité obtenu est jaune verdâtre; il est absolument impossible alors de pouvoir affirmer, du fait de cette réaction, s'il existe ou non du sucre ; certaines substances comme la créatinine, perturbant la réaction du glucose. Dans ces cas on utilisera le procédé de la défécation préalable. Le sous-acétate de plomb élimine l'acide urochloralique, l'acide urique, les matières colorantes, mais laisse passer la créatinine et il entraîne une partie du sucre.

Le réactif de Patein élimine au contraire la créatinine, et l'acide urique.

TAUX DE LA GLYCOSURIE. — La quantité de sucre éliminée dans les 24 heures est très variable avec les sujets. *Ce serait une erreur grave de poser en principe que le taux de glucose éliminé est fonction de la gravité de la maladie.* Ce taux n'a de valeur pronostique qu'autant qu'on peut comparer la quantité d'hydrates de carbone ingérée à la quantité de glucose éliminée.. Tel diabétique, gros mangeur, ayant 500 grammes de sucre dans les urines, verra cette glycosurie disparaître avec un régime relativement peu strict; tel autre avec une glycosurie de 15 à 20 grammes ne pourra être libéré de son sucre urinaire malgré une diététique très sévère.

Les chiffres de 300 grammes ne sont pas rares, on a signalé des excrétions urinaires de plus d'un kilogramme de glucose; il s'agit le plus souvent de sujets ingérant de grandes quantités de féculents.

Il est rare qu'un diabétique au régime strict excrète plus de 100 grammes de glucose, mais le fait peut se rencontrer.

RYTHME. — La glycosurie n'est pas nécessairement continue. Elle peut cesser complètement à certaines heures ou bien encore elle diminue simplement ou augmente à des périodes données.

Pour juger du rythme d'élimination, on fera prendre au sujet deux repas seulement, à midi et à 8 heures, et on recueillera les urines de la façon suivante :

I. 1° de midi à 4 heures.

II. 2° de 4 à 8 heures.

III. 3° de 8 heures à minuit.

IV. 4° De minuit à 8 heures matin.

V. 5° De 8 heures matin à midi.

On peut distinguer *3 types* avec Gilbert et Lereboullet.

1ᵉʳ type. — Le sucre apparaît dans I et III..

2ª type. — Le sucre ne fait défaut que dans V.

3ᵉ type. — Le sucre existe dans tous les échantillons, prédominant dans certains.

Le 1ᵉʳ type indiquant une influence, immédiate et nette, de la période digestive serait le plus bénin.

FACTEURS POUVANT INFLUER SUR LA GLYCOSURIE. — En dehors de l'alimentation et de l'acte digestif lui-même, certains facteurs peuvent influer sur la glycosurie.

Les troubles intestinaux empêchant l'absorption des aliments ; des maladies infectieuses aiguës déterminant de l'hyperthermie, une réduction de l'alimentation (pneumonie, fièvre typhoïde), des maladies cachectisantes (tuberculose pulmonaire, cancers, viscéraux) par les phénomènes d'anorexie ou les troubles gastro-intestinaux qu'ils causent, provoquent une *atténuation de la glycosurie*. La néphrite chronique agit par un mécanisme différent, en empêchant l'excrétion du sucre. Le travail musculaire, et l'exercice, favorisant la destruction du sucre, abaissent également la glycosurie (Bouchardat).

Par contre l'*exagération* de la glycosurie survient à la suite de fatigue physique excessive, de préoccupations morales, de chagrins. Parfois, l'infection augmentant les troubles du métabolisme hydrocarboné, augmente la glycosurie, le pronostic s'en trouve alors notablement aggravé.

Syndrome d'inanition relative.

LA POLYPHAGIE est surtout marquée dans les formes graves de diabète (diabète consomptif) ou chez les sujets fortement glycosuriques ne suivant aucun régime. Le malade arrive à ingérer des quantités considérables d'aliments et il est remarquable de noter la facilité avec laquelle il en digérera des doses énormes (15 à 20 livres). Si le malade ne peut satisfaire ce besoin impérieux, il est pris de douleurs violentes au niveau de l'estomac. La voracité de ces sujets et la quantité prodigieuse de viande qu'ils ingèrent sont telles que certains répandent autour d'eux comme une « *odeur de bête fauve* ». Ce besoin de nourriture, lorsqu'il s'agit de malades peu aisés, constitue une véritable idée fixe, les malheureux sont obligés d'obérer leur budget et se voient souvent renvoyés de leurs places, par suite des dépenses excessives occasionnées par cette polyphagie.

L'AMAIGRISSEMENT est un symptôme qui préoccupe beaucoup le diabétique. Un vieil adage a cours dans les familles, c'est qu'un diabétique ne doit pas maigrir. Nous avons distingué à ce sujet trois types d'amaigrissement chez le diabétique.

a) *Amaigrissement pathologique.* — Il relève de trois causes : la forme grave du diabète (diabète consomptif), la tuberculose concomitante — enfin l'extrême abaissement du coefficient d'assimilation hydrocarbonée; on se rappelle que les H. de C. sont indispensables quantitativement et qualitativement à un certain taux dans la ration alimentaire d'entretien.

Ce type d'amaigrissement est toujours de pronostic grave — il est difficilement combattu. — La perte de poids peut être considérable ; et l'état squelettique du malade contraste avec son extrême polyphagie.

b) *Amaigrissement diététique.* — Le diabétique maigrit alors pour deux causes, ou bien parce qu'on lui fournit une ration d'entretien insuffisante, ou bien parce que dans son régime il y a excès d'aliments hydro-carbonés; certains sujets maigrissent non pas parce qu'ils s'alimentent insuffisamment mais parce que leur ration est *surabondante et mal équilibrée.*

Leeven a insisté à juste titre sur ces amaigrisse-ments par excès d'apport.

Dans les deux cas, il s'agit de fautes de diététique et il est facile d'y remédier.

c) *Amaigrissement thérapeutique.* — Linossier fait remarquer avec raison que certains diabétiques obèses, gros mangeurs, doivent maigrir; cet amaigris-sement est salutaire et effraie à tort les malades.

L'HYPOTHERMIE est assez souvent notée (Donné Bou-chardat). La température est souvent inférieure de 0°25 à 1°5 à la normale; 37° devient ainsi pour certains sujets un indice de fièvre; c'est peut-être pour cette raison que les maladies fébriles ne déterminent parfois chez le diabétique que des ascensions thermiques légères.

L'ASTHÉNIE, LA DIMINUTION DE RÉSISTANCE A LA FATIGUE sont notées dans le diabète consomptif; l'état d'af-faiblissement physique, la répugnance à l'effort est extrême et contraste souvent avec l'acuité des facul-tés intellectuelles. « Le diabétique se sent pares-seux, il est courbaturé après les marches et les travaux qu'il avait l'habitude de faire journellement puis, à la longue, il devient même incapable de se tenir longtemps debout, et se trouve obligé de demeurer assis ou couché la plus grande partie de la journée, voire même de s'aliter pour ne plus se lever du tout, ou que fort peu d'instants à peine » (Requin).

Dans les diabètes simples, il est remarquable de voir qu'il suffit de la suppression des aliments nuisibles pour faire disparaître au moins en grande partie cette asthénie si spéciale.

Syndrome d'imbition de l'organisme par le sucre.

Le diabétique est dans un milieu intérieur anor-malement sucré et cette imbition générale amène :

1° Une *vulnérabilité toute particulière des tissus.*
2° De la *polydypsie.*

Polydypsie. — La soif des diabétiques est en raison directe des aliments sucrés ou féculents qu'ils prennent (Bouchardat). La polydypsie est souvent un des premiers signes qui attirent l'attention du malade. Le diabétique n'a pas d'appétence spéciale pour tel ou tel liquide ; il boit n'importe lequel. La sécheresse de la bouche qu'éprouvent les patients est une de leurs plus grandes souffrances ; la prise d'eau n'y apporte qu'un soulagement momentané et très rapidement le sujet doit recourir à de nouvelles ingestions de boissons. Cette polydypsie avec sécheresse de la bouche est surtout remarquable dans les diabètes consomptifs. Chez les diabétiques simples, la cessation de la glycosurie par un régime approprié amène *immédiatement* la disparition du besoin morbide de boire.

La vulnérabilité extrême des tissus des diabétiques est telle que la peau du diabétique doit être sacrée ; la moindre écorchure, un badigeonnage à la teinture d'iode, une ventouse scarifiée suffisent à provoquer des complications mortelles. Cette vulnérabilité se manifeste par la lenteur extrême de cicatrisation des plaies, la gravité des infections, la tendance au sphacèle ; ces signes disparaissent quand cesse la glycosurie et certaines suppurations interminables guérissent en quelques jours à la suite de la suppression de la glycosurie par un traitement approprié. Ce que nous venons de dire pour la peau s'applique également à tous les tissus des diabétiques et explique la fréquence et la gravité des infections se localisant à tel ou tel viscère.

Nous signalerons la présence de sucre en quantité anormale dans les différents liquides de l'organisme :

liquide céphalo-rachidien, sueur, salive, liquide pleural, liquide ascitique, liquide de l'hydrocèle.

2° État de la nutrition.

Le diabète étant par essence, une maladie de la nutrition, il ne faut pas comme on le fait généralement, considérer l'étude de celle-ci comme un phénomène secondaire dans l'établissement du tableau clinique de la maladie, estimant qu'il s'agit là de phénomènes qui sont bien plus de la compétence du biologiste que du clinicien. En réalité, ce dernier, pour faire œuvre thérapeutique utile, doit analyser son malade complètement. Il serait aussi inadmissible pour un médecin à l'heure actuelle d'ignorer l'état de la nutrition d'un diabétique que de méconnaître la recherche du bacille diphtérique ou du bacille tuberculeux en cas d'angine ou de manifestation pulmonaire ; ce sont des procédés d'étude que tout praticien doit savoir sinon mettre en œuvre lui-même du moins susciter et interpréter.

L'étude des fonctions de nutrition est malheureusement très délicate, car nombre d'inconnues subsistent encore en ce qui concerne la nutrition normale. De plus, les techniques sont souvent délicates et il s'en faut de beaucoup que toutes soient à l'abri de toute critique.

Nous n'insisterons ici que sur les données essentielles et sur les résultats obtenus par des procédés qui ont fait leur preuve.

Nous étudierons successivement :

1° Les procédés d'étude ;

2° la recherche de l'état du métabolisme des trois grandes variétés d'aliments : H. de C. — albuminoïdes et graisses ;

3° les formes fondamentales du diabète basées sur les constatations précédentes.

1° Procédés d'études.

Nous ne pouvons décrire ici, dans leurs détails, les différentes techniques mises en œuvre. Nous nous bornerons à exposer les différentes recherches qu'un médecin peut opérer, ou faire exécuter par un tiers et qui sont indispensables à l'établissement d'un diagnostic rationnel du syndrome.

Ces procédés d'étude concernent :

 l'urine,
 le sang,
 l'air expiré.

I. — *Urines.*

Quels sont les éléments indispensables à connaître en ce qui concerne l'état des urines.

Précautions à prendre.

Les urines doivent être recueillies correctement : urines exactes des 24 heures et non fermentées (thymol, cyanure de mercure, fluorure de sodium).

Pour apprécier l'état des différentes substances contenues dans l'urine, le sujet devra être mis à un régime fixe pendant au moins 3 jours et même 6 jours.

Ce régime fixe peut être le suivant.

1° *Régime lacté* : 2.500 à 3.000.

2° *Régime mixte*[1]. — Il pourra avoir cette composition (à répartir en 3 ou 4 repas dans les 24 heures, les 2 principaux à midi et à 7 heures).

Lait	250
Pain	200
Viande	200

---

[1]. Il ne s'agit nullement là du régime antidiabétique.

Haricots secs 125
Pommes de terre 350
Sucre. 50
Beurre 40
Eau. 1.500

Ces chiffres correspondent aux aliments pesés crus.

Caractères de l'urine normale. — Nous donnons ici ces chiffres pour servir de contrôle.

	Régime mixte (Maillard).	Régime lacté (Bouchez).
Volume.	1.500 à 2.000	
Densité.	1.014 à 1.020	1.011
Acidité... en ac. . Ph.	1.46	
Urée.	27.6	28 »
Az. total	12 à 15 gr.	14.3
Ammoniaque	0.80 à 1 gr. 10	0.80
Ac. urique	0.68	0.41
Chlorure de sodium	12 à 14	
Créatinine	1.54	1.11

Éléments à rechercher dans les urines :

Volume.

Densité. — Toujours très accrue peut servir de mesure pour apprécier la glycosurie.

Acidité. — L'acidité apparente à la phtaléine peut varier.

ÉLÉMENTS NORMAUX :

Urée. — Sa notation peut être très utile, à la condition qu'on apprécie l'azoturie vraie et non celle résultant de la polyphagie.

Azote total. — La quantité d'azote total peut

présenter quelqu'intérêt si on la compare avec la quantité d'urée excrétée.

Ammoniaque. — Son taux a une certaine importance chez le diabétique et permet d'apprécier, incomplètement du reste, l'état d'acidose (2 à 3 grammes et plus d'AzH^3).

Créatinine. — Il existe comme nous le verrons, quelques modifications dans le diabète.

Acides aminés. — On ne possède actuellement aucune méthode permettant de doser la totalité des acides aminés. MM. Labbé et Bith donnent le chiffre de 0.05 à 0,35 par jour comme chiffre normal (0,50 à 3 p. 100 de Az. total). Ils ont montré l'existence dans le diabète consomptif d'une amino-acidurie marquée (jusqu'à 4 gr.). Ces auteurs ont proposé de faire ingérer au sujet 20 grammes de peptone et d'analyser les urines pendant les deux périodes de 24 heures qui suivent.

Coefficient d'acidose totale. — Lanzenberg propose de caractériser l'acidose par le rapport suivant qui pour Maillart ne serait qu'un indice d'imperfection uréogénique.

$$\frac{Az\ de\ AzH^3 + Az\ des\ acides\ aninés}{Azur. + Az\ ac.\ am. + Az\ amoniac.} = \frac{Azote\ formol}{Azur. + Az\ formol}$$

Ce rapport serait au régime lacté de 4.18.

Ce rapport serait au régime mixte de 6.31.

Il s'élève en cas d'acidose. Il ne semble pas donner une mesure absolument exacte de l'acidose.

ÉLÉMENTS ANORMAUX :

LES SUCRES. — On appréciera la quantité de *glucose* ; le dosage à la liqueur de Fehling peut être complété par le dosage polarimétrique; on ne fera jamais le dernier à l'exclusion de l'autre car la présence de corps levogyres (levulose, acide β-oxybutyrique) pourrait être l'origine d'erreurs graves.

Cette recherche quantitative du sucre faite par le pharmacien pourra dans bien des cas être remplacée par la recherche qualitative, ou approximativement quantitative faite par le malade lui-même (procédé à la chaux, liqueur de Fehling).

On pourra rechercher dans certains cas, la lactose, la levulose, les pentoses, l'acide glycuronique.

Le *quotient* $\dfrac{D}{N}$ ou $\dfrac{\text{glucose}}{\text{Az. total urinaire}}$ est considéré par certains auteurs comme très utile a déterminer dans le diabète.

Lusk admet que chez l'individu normal au régime strict des graisses et des protéiques 1 gr. d'Az. ou 6.25 de protéine donnent lieu à l'excrétion dans l'urine de 3.65 de glucose [1]; on peut donc admettre que le quotient $\dfrac{D}{N}$ ne pourra jamais être supérieur à 3.65; dans les cas graves il se rapprochera de ce chiffre.

La recherche de ce quotient se heurte du reste a une série de causes d'erreurs provenant notamment de l'existence d'H. de C. en réserve dans le corps. Janney recommande de mettre les sujets soit au jeûne, soit au régime exclusif graisse albumine — de prolonger 7 jours l'observation — de pratiquer des dosages fréquents.

En dehors de la participation des albuminoïdes à la formation du glucose, l'étude de ce quotient $\dfrac{D}{N}$ pourrait dans certains cas fournir la preuve que

---

1. Ce chiffre n'est pas admis par tous les auteurs. Certains donnent comme quotient 5. A. Gigon estime que ce chiffre est encore trop bas.

les graisses sont également productrices de sucre ; toute valeur $\frac{D}{N}$ supérieure à 3.65 ou même à 5.1 comme l'admet Falta — ou même en prenant le plus gros chiffre théorique possible 8,47 (Lambling) — chez un diabétique au seul régime graisses albuminoïdes, montrerait que les graisses ont fourni du sucre.

La *constante uréo-sécrétoire* est également intéressante à rechercher. Nous avons maintes fois trouvé chez des diabétiques une constante au-dessus de 0,07 (c'est-à-dire de 0,05 — 0,06) donc meilleure que la normale ; Ambard avait également noté ce fait. S'agit-il là d'une exagération de fonctionnement rénal ? Doit-on l'expliquer autrement ? En tout cas une constante un peu défectueuse aura une réelle valeur au point de vue de la recherche de l'état de fonctionnement rénal.

LES CORPS ACÉTONIQUES. — Cette recherche doit toujours être faite chez tout diabétique.

RECHERCHE QUALITATIVE

ACÉTONE. — Réaction de Lieben : 5^{cm3} urine (après défécation par le sous-acétate de Pb. liquide), 1^{cm3} lessive de soude à 10 °/₀ et 2^{cm3} de liq. de Gram, — attendre 10' — formation d'iodoforme.

On pourra utiliser la réaction de Denigès.

Normalement l'acétone existe dans l'urine à la dose de 0,018 ; on peut dans le diabète en trouver jusqu'à 5 et 10 grammes et plus. On tend aujourd'hui à ne donner à l'acétone qu'*une valeur toute secondaire*, ce corps se formant aux dépens des autres corps acétoniques et sa quantité ne donnant aucune appréciation du taux exacte de ces derniers.

2° ACIDE DIACÉTIQUE. — Sa recherche est de beaucoup plus importante que celle de l'acétone.

a) Réaction de Gerhardt. — On ajoute à l'urine quelques gouttes de perchlorure de fer, on voit se produire une coloration rouge-porto passant au brun par excès de réactif.

Cette réaction a deux inconvénients :

1° L'ingestion de certains aliments ou de certains médicaments peut provoquer une coloration assez semblable (phénol, acide salicylique, antipyrine, iodure).

L'ébullition fait disparaître la réaction vraie due à l'acide diacétique, tandis que celle due à l'absorption de médicaments persiste.

2° Cette réaction n'est pas très *sensible* ; elle ne serait manifeste que lorsque les urines renferment au moins 15 centigrammes d'acide diacétique par litre.

L. Blum fait remarquer que ce manque de sensibilité constitue plutôt un avantage pour l'examen clinique ; la réaction franchement positive relevant d'une diacéturie supérieure à 15 centigrammes, a seule une valeur diagnostique et pronostique.

Cette réaction de Gérhardt extrêmement simple à effectuer devra toujours être pratiquée chez tout diabétique.

On peut se servir de cette réaction pour doser l'acide diacétique (méthode de Hart) il s'agit là d'un procédé très approximatif.

b) Réaction au nitrate-prussiate. — Caractéristique pour Denigès, non pas de l'acétone mais de l'acide diacétique. On recherche la réaction directement ou après défécation par 1/10 de sous acétate de plomb, puis filtration. A 5^{cm3} de liquide à essayer on ajoute dix gouttes de nitro-prussiate de soude à 5 % ; on agite le tube pour mélanger ; on ajoute dix gouttes de lessive des savonniers, on mélange et aussitôt après on verse 1^{cm3} d'acide acétique cristallisable. Après une dernière agitation et sans s'arrêter aux colorations transitoires observées après addition d'alcali, la présence d'acide acétylacétique s'accuse par la production d'une teinte finale, pourpre plus ou moins intense et plus ou moins persistante. On arriverait ainsi à déceler jusqu'à un centigramme d'acide acétylacétique au litre ; la réaction serait beaucoup plus sensible que la réaction de Gérhardt.

L'urine normale renfermerait 30 à 80 mg d'acide acétylacétique, et d'acétone (le tout exprimé en acétone) (Embden et Schliep) ; l'urine tout à fait fraîche ne contiendrait que de l'acide acétylacétique.

Acide β-oxybutyrique. — L'acide β-oxybutyrique faisant dévier à gauche le plan de la lumière polarisée, il suffira de faire un dosage au polarimètre et un autre à la liqueur de Fehling, on calculera la différence entre les deux chiffres. Si celle-ci est marquée, c'est très probablement qu'il s'agit d'acide β-oxybutyrique (abstraction faite de composés glycuroniques et de levuloses).

Pour doser l'acide, on pourra prendre le chiffre qui indiquera la différence entre ce que devrait être la déviation polarimétrique s'il s'agissait de glycose (après dosage au Fehling) et ce qu'elle est réellement et on multipliera par 4,64.

On pourrait, très grossièrement, en partant du chiffre d'ammoniaque excrété, et en se rappelant que normalement NH^3 correspond à 6 p. 100 de Az. total admettre que le surplus caractérise l'acidose.

Or on sait d'autre part que 1 gr. d'ammoniaque correspond à 6 gr. 12 d'acide β-oxybutyrique (Magnus Levy). Toutes ces méthodes sont très approximatives.

RECHERCHE QUANTITATIVE

Le dosage des corps acétoniques totaux a une très grosse importance. Il est rarement réalisé car il est assez long et délicat. De nombreuses méthodes proposées sont sans valeur réelle — le procédé de von Slyke exposé à des erreurs considérables — on pourra utiliser, en la modifiant, la technique de Marriott et Schæfer.

La quantité des corps acétoniques totaux (acétone acide diacétique d'une part, acide β-oxybutyrique de l'autre) peut être très accrue dans le diabète.

On a signalé des doses de 30 grammes et même de 350 grammes d'acide β-oxybutyrique ; nous insistons à nouveau en ce qui concerne ces chiffres très élevés sur là fréquence des erreurs commises par suite de l'emploi de techniques défectueuses.

Etudiant avec Desgrez et Bierry l'excrétion des corps acétoniques totaux dans le diabète et ses variations, nous avons montré qu'il était indispensable de rechercher d'une part les corps cétoniques (acide acétylacétique et acétone) et d'autre part les corps cétogènes ; acides β-oxybutyrique. Au moyen d'une méthode sur laquelle nous ne pouvons insister ici, nous avons pu nous rendre compte que l'acide β-oxybutyrique peut exister à dose élevée dans l'urine sans qu'il existe de réaction de Gerhardt et sans que les corps cétoniques soient en quantité anormale. La recherche de simples corps cétoniques pour apprécier l'acidose est donc insuffisante.

II. — Sang.

Le sang doit être examiné à différents points de vue.

1º DOSAGE DE CERTAINS ÉLÉMENTS NORMAUX OU ANORMAUX.

a) Sucres, libre et protéidique.
b) Graisses, acides gras, cholestérine, lécithine.
c) Azote uréique et azote total, ammoniaque.

d) Acétone et corps acétoniques dans le sang.

e) CO_2 dans le plasma.

En réalité seul le dosage du sucre du sang, le dosage de l'azote uréique et de l'azote total sont d'un emploi courant. Le dosage des graisses est très délicat, la méthode de Bloor en usant de la néphélémétrie est rapide mais elle demande des travaux confirmatifs. La recherche des corps acétoniques dans le sang par la méthode de van Slyke est trop peu précise. Le dosage de CO_2 dans le plasma est long et délicat.

Les Américains estiment que 30 cm. de sang suffisent pour pratiquer un examen complet du sang :

5 cm³.	le dosage de glucose
15 cm³.	— des graisses
6 cm³.	— de CO_2
5 cm³.	— de l'acétone

Quant au dosage du sucre (libre et protéidique) il peut se faire soit par la méthode de Bertrand associée à celle de Bierry et Portier, ces méthodes très sûres ont l'inconvénient d'exiger une certaine quantité de sang[1], soit par les micro-méthodes : il en existe de nombreuses : méthodes de Bang, de Lewis et Benedict, d'Epstein, de Folin et de Wu[2] ; cette dernière paraît à l'heure actuelle la plus précise ; les autres se heurtent à de nombreuses causes d'erreurs ; ces méthodes, délicates et parfois inexactes, ont le grand avantage de permettre des examens en série.

2° POUVOIR GLYCOLYTIQUE. — Lépine dose le sucre

---

1. Baudoin recommande de faire la réduction à la liqueur de Fehling au bain-marie. Ambard a proposé diverses modifications comme par exemple de procéder dans le tube même à centrifuger au dosage du cuivre de l'oxydule.

2. On pourra utiliser la modification préconisée par Fontès et Thivelle.

immédiatement après le recueil et une heure après séjour au bain-marie à 38-39. Le pouvoir glycolytique pourrait être diminué, mais le fait n'est pas constant (Mauriac).

3° L'ÉTAT DE LA VISCOSITÉ SANGUINE. — L'état de la viscosité sanguine chez les diabétiques en fonction de la glycémie, de la glycosurie, de la tension artérielle et de la constante uréo-sécrétoire a été étudié dans notre laboratoire par Ch. Rousseau. La viscosité sanguine du diabétique semble indépendante (en opérant avec le viscosimètre de Walker Hess) du taux de la glycémie et de la glycosurie. Il y a une corrélation certaine entre la viscosité et la tension artérielle; mais celle-ci n'est pas absolue; la viscosité plasmatique varie peu, à l'encontre de la viscosité globulaire. Il semble que, dans le diabète consomptif, cette viscosité globulaire s'élève et que cette élévation corresponde avec l'imminence du coma; l'hyperviscosité des diabétiques consomptifs précomateux confirme pleinement les idées de Chauffard sur la déshydratation aiguë dans le coma diabétique.

III. — *Respiration.*

L'étude de la respiration peut fournir des renseignements très importants concernant le métabolisme des différentes variétés d'aliments. On pourrait aussi, connaissant l'excrétion urinaire d'Az. et l'excrétion de O_2 et CO_2 pulmonaire en déduire l'état du métabolisme des graisses, des protéiques et des H. de C.

Malheureusement il s'agit là de procédés d'études exigeant une technique extrêmement compliquée chambre respiratoire, calorimètre volumineux et perfectionné et d'autre part un calcul très précis concernant les aliments ingérés et excrétés.

Des déterminations scientifiques peuvent être ainsi effectuées ; mais il ne saurait s'agir là de recherches pouvant passer dans la pratique. L'existence de corps acétoniques peut du reste chez le diabétique amener des modifications profondes dans le quotient respiratoire théorique alimentaire.

Nous ne nous occuperons ici que des données pouvant intéresser le médecin et relativement faciles à entrer dans la pratique.

1° *Quotient respiratoire*. — On peut utiliser l'appareil de Haldane ; la détermination de O_2 est infiniment plus délicate et se heurte a de bien plus grandes causes d'erreurs que celles de CO_2.

On sait que chez l'individu normal le quotient respiratoire $\dfrac{CO_2}{O_2}$ est compris entre 0,07 et 1 ; pratiquement il oscille entre 0,8 et 0.9.

Le QR pour les graisses étant de 0,67 à 0,70
      pour les H. de C. 1
      pour les albuminoïdes . . 0,80

Chez l'individu normal, l'ingestion de sucre peut élever le QR ; chez le diabétique au contraire, ce quotient ne s'élève pas ou très peu (Hanriot). Achard et Desbouis) font ingérer 40 grammes de glucose à jeun et prennent le QR avant et après ; ils opèrent ainsi avec les différents sucres. Ils arrivent à déceler chez des individus ne paraissant pas diabétiques une véritable insuffisance glycolytique latente.

Chez le diabétique le Q.R. serait peu différent de l'état normal dans les formes légères, abaissé dans les formes graves.

Chabanier et Mlle Lebert ont étudié comparativement chez le sujet normal et chez le diabétique le taux de la glycémie et la quantité de CO_2 exhalé. Ils constatent qu'il existe chez les sujets normaux et chez les diabétiques un parallélisme net entre la glycémie et la quantité de CO_2 émise. Mais le diabétique diffère du sujet sain en ce que, « les sujets étant placés dans les conditions de glycémie où leur métabolisme est suffisant, et toutes choses étant égales d'ailleurs, la consommation du glucose en fonction de la glycémie est moindre chez le diabétique que chez le sujet normal ».

2° *Tension de CO_2 dans l'air alvéolaire.*

But de la recherche. — Sans vouloir entrer ici dans des détails de pure physiologie, nous rappellerons que « les acides qui pénètrent dans le sang sont neutralisés par les alcalis des sels à acides faibles du sang, avec mise en liberté, soit de gaz carbonique aussitôt éliminé par les poumons, soit d'acides plus faibles encore et par conséquent peu nuisibles... L'alcalinité du sang diminue chez le diabétique, dont le sang est inondé par les acides acétoniques. Corrélativement, on trouve la quantité de gaz carbonique que transporte le sang très diminuée, évidemment parce que les acides en question se sont emparés d'une grande partie de l'alcali fixateur de ce gaz » (Lambling). Les échanges respiratoires étant considérés comme de purs phénomènes de diffusion, il sera donc aisé de juger de l'état du CO_2 du sang par l'état du CO_2 dans l'air alvéolaire, la tension de CO_2 dans l'air alvéolaire étant en relation directe avec celle du sang.

Il s'en suit qu'une baisse de la tension de CO_2 dans l'air alvéolaire pourra fournir des indications précieuses sur le degré d'acidose.

On peut opérer cette recherche de diverses façons; nous avons avec Bordet utilisé l'appareil et la technique de Fredericia.

La technique est très simple et la mesure de la tension de CO_2 dans l'air alvéolaire demande à peine 1/4 d'heure.

Les chiffres obtenus demandent à être interprétés ; l'état du tissu rénal — le jeûne — l'état du parenchyme pulmonaire, l'ingestion de bicarbonate de soude peuvent certainement influer sur les résultats trouvés.

Le *chiffre normal* pouvant servir de base pour la recherche de la tension de CO_2 alvéolaire oscille, d'après Fredericia et Joslin, entre 5,3 à 6,3 (en volume) ou 38 à 45 millimètres de Hg. Un certain écart existe donc normalement. Il en résulte que, dans la pratique, on ne devra tenir compte, pour comparer des individus dissemblables entre eux à ce point de vue, que de différences notables. D'autre part, les variations chez un même sujet auront certainement une plus grosse importance.

Ces réserves une fois faites, on peut admettre que la tension de CO_2 alvéolaire fournit, en cas d'acidose, les renseignements suivants, qu'on peut schématiser ainsi :

Diabète sans acidose : chiffre avoisinant la normale (abstraction faite de lésions rénales concomitantes).

Légère acidose.............. 32 à 38
Moyenne acidose............. 28 à 32
Acidose grave.. au-dessous de 28

La *valeur pronostique* du chiffre obtenu est telle qu'une tension très basse, aux environs de 20, est presque fatale.

On peut en cas de coma obtenir des chiffres de 8 et 10.

3° On peut doser *l'acétone* dans l'air respiré (Widmack).

2° Etude du métabolisme

A. Métabolisme des hydrates de carbone.

Le métabolisme des hydrates de carbone est profondément troublé chez le diabétique. Il semble bien cependant que dans les formes les plus graves de la maladie, le patient a conservé encore le pouvoir d'utiliser une très faible quantité d'hydrates de carbone; on ne peut dire que le coefficient d'assimilation arrive à être nul.

La mesure de cette diminution dans le pouvoir d'assimilation des hydrates de carbone constitue *la recherche principale* que tout médecin doit savoir faire. Cette mesure est indispensable à connaître pour établir un traitement rationnel. Elle est essentiellement *variable* avec chaque sujet.

Méthodes de mesure. — Au premier abord cette mesure semble facile.

Connaissant la quantité d'hydrates de carbone ingérée et la quantité excrétée, une simple soustraction permettrait d'établir le chiffre d'hydrates de carbone assimilés.

Or, rien ne serait plus inexact.

1° L'hydrate de carbone ingéré ne correspond nullement à celui excrété dans les 24 heures.

2° Il existe un emmagasinement d'hydrates de carbone dans le corps que nous ne pouvons apprécier (glycogène, transformation en graisse, etc., etc.).

3° La glycosurie n'est pas exactement proportionnelle à la quantité d'hydrates de carbone non assimilés.

Le rôle de la perméabilité du rein au sucre joue notamment un rôle important.

On devra pour éviter ces différentes causes d'erreurs :

D'une part, recourir si possible à l'examen du sang.

D'autre part, étendre la période d'observation correspondant à un régime donné sur un laps de temps qui ne sera jamais inférieur à 3 jours et atteindra en général 6 à 8 jours.

Ceci admis, nous pouvons décrire *deux méthodes* se rapportant à l'étude du coefficient d'assimilation hydrocarboné.

1° La recherche de l'indice glycémique de tolérance.

2° L'étude urinaire du coefficient d'assimilation hydrocarboné.

1° *Indice glycémique de tolérance.* — Nous avons proposé avec Bierry la recherche de cet indice qui servirait à caractériser chaque cas de diabète : cet indice est nettement *individuel.* Il n'est valable que pour le *diabète simple.*

Nous appelons indice glycémique de tolérance la teneur en sucre libre et sucre protéidique, du plasma veineux correspondant à la quantité maxima d'hydrates de carbone qu'un diabétique peut ingérer sans avoir de glycosurie — le dosage de sucre étant pratiqué à jeun 12 heures au moins après le dernier repas.

Pour le rechercher, on met un diabétique à un régime sans hydrate de carbone (ou plus exactement à un régime *dit strict* renfermant des hydrates de carbone à doses infimes) pendant huit jours, la glycosurie disparaît. On réalimente progressivement le sujet par périodes de 5 à 8 jours avec une quantité progressivement croissante d'hydrates de carbone. Arrivé à un certain taux, la glycosurie apparaît ; on diminue légèrement et on étudie alors la glycémie en sucre libre et en sucre protéidique. Le malade étant *à jeun* le matin 12 heures après le dernier repas, on obtient ainsi un chiffre de glycémie relativement fixe et sur lequel l'acte alimentaire, faisant circuler du glucose quelques heures après son ingestion, n'entre plus en jeu.

Un *chiffre élevé de cet indice* est en rapport avec un *pronostic réservé.*

2° *Coefficient d'assimilation hydrocarbonée.* —On dénomme ainsi la quantité d'hydrates de carbone qu'un diabétique peut ingérer sans présenter de glycosurie. *Chaque diabétique* écrivait Bouchardat, *a son coefficient personnel d'utilisation pour les hydrates de carbone* ; ce coefficient est variable non seulement au point de vue *quantitatif,* mais encore au point de vue *qualitatif.*

Nous décrirons donc deux variétés de coefficient d'assimilation : quantitatif et qualitatif.

MODES DE RECHERCHE DES COEFFICIENTS

Coefficient quantitatif. — On peut procéder, pour rechercher ce procédé, de deux façons :

Méthode brusque. — Le sujet est mis à un régime *fixe* sans hydrate de carbone. Au bout de quelques jours la glycosurie cesse. On réalimente le malade, tout en le laissant au régime strict précédent avec une quantité déterminée d'un *même* hydrate de carbone, nous avons choisi la pomme de terre[1] à la dose de 100 grammes (ce qui correspond à peu près à 20 grammes d'hydrates de carbone) par périodes de 5 jours. On augmente progressivement la quantité d'hydrates de carbone ingérée (1, 2, 3, etc., prises de 100 grammes de pommes de terre), la glycosurie finit par apparaître. On baisse de 50 grammes d'hydrates de carbone, la glycosurie disparaît. On sait ainsi que

---

1. Nous avons choisi la pomme de terre parce que sous un gros volume, elle renferme relativement peu d'hydrates de carbone. On peut donc assez aisément fractionner la dose d'hydrates de carbone qu'on donne à ingérer.

la tolérance du sujet pour les hydrates de carbone est de 2, 3, 4 fois 100 grammes de pommes de terre, c'est-à-dire 2, 3, 4 fois 20 grammes d'hydrates de carbone.

Cette manière de procéder est la plus rigoureuse et surtout la plus rapide. Elle peut cependant présenter des inconvénients chez certains diabétiques ; toute modification trop brusque du régime étant alors nuisible.

Méthode lente. — Le sujet est mis à un régime fixe déterminé composé (en hydrate de carbone) d'un même aliment : la pomme de terre par exemple ; soit par exemple 800 grammes ; puis on diminue progressivement par fractions de 100 grammes et par périodes de 5 jours. On agit ainsi jusqu'à ce que la glycosurie disparaisse.

COEFFICIENT QUALITATIF. — Bouchardat avait montré déjà depuis longtemps que chaque diabétique réagit à *sa manière* vis-à-vis des diverses variétés d'hydrates de carbone ; chez certains, le lait est merveilleusement toléré, chez d'autres c'est la pomme de terre, chez quelques-uns ce sont les haricots, les lentilles, etc. Il est bien entendu que nous parlons ici de quantités d'aliments rapportées à des doses équivalentes d'hydrates de carbone : 20 grammes d'hydrates de carbone sous forme de pain sont mieux ou moins bien assimilés que 20 grammes d'hydrates de carbone sous forme de pommes de terre, pour prendre un exemple.

L'importance de ce coefficient qualitatif est *considérable*. Il montre notamment tout ce qu'a d'illogique la méthode allemande, préconisée par Noorden qui, considérant le coefficient quantitatif seul, dresse sur le papier le régime d'un diabétique en se fondant sur le chiffre obtenu par la recherche de ce seul coefficient quantitatif. Il est vrai qu'il reconnaît son erreur quand il écrit : « Quand on veut se servir d'une variété d'hydrates de carbone, on doit toujours faire pour chacune une véritable expérimentation ».

On a proposé également de dresser une liste des aliments féculents d'après leur assimilation. Ici encore, on méconnaît cette loi fondamentale que chaque diabétique a son coefficient qualitatif *personnel* d'assimilation.

Dans l'étude de ce coefficient qualitatif, rentrerait la recherche de l'utilisation des différentes variétés de sucre (la lévulose souvent, mais non toujours, mieux assimilée) ou d'amylose (l'inuline par exemple, pouvant être mieux tolérée).

Causes d'erreur. — La recherche de ce coefficient se heurte dans la pratique à trois causes d'erreurs :

a) La quantité d'hydrates de carbone emmagasinés par le sujet. C'est pour cette raison qu'on recommande de n'opérer aucune variation d'hydrates de carbone qu'après un laps de temps minimum de 5 jours du même régime chaque fois. Certains sujets deviennent aglycosuriques au régime strict en 2 ou 3 jours, d'autres au contraire après 5, 10 et 15 jours. Ces faits sont exceptionnels, mais ils peuvent exister cependant. D'où cette règle que lorsqu'un diabétique mis au régime vraiment strict reste glycosurique et cela sans aucun phénomène d'acidose, on continuera ce régime un temps suffisamment long pour voir la glycosurie disparaître.

Dans la grande majorité des cas l'état aglycosurique, même lors d'une glycosurie dépassant 500 grammes, est obtenu en quelques jours, pourvu bien entendu qu'il ne s'agisse pas de diabète consomptif. Nous reviendrons sur ces faits tout à l'heure.

b) La quantité d'hydrates de carbone ingérés ne

représente pas en réalité le chiffre exact d'hydrates de carbone qui est absorbé par l'organisme. Il faudrait pouvoir doser le résidu des fèces ; dans la pratique on sait que le coefficient d'absorption intestinale pour les hydrates de carbone est très élevé (97 p. 100), mais des troubles intestinaux peuvent exister, qui viennent fausser parfois les résultats. Ce calcul des fèces est trop compliqué et se heurte lui-même à de trop nombreuses causes d'erreur pour pouvoir entrer dans la pratique courante.

Variations des coefficients d'assimilation. — Les variations de ce coefficient relèvent de deux causes.

Les unes tenant à la composition même de la ration, en dehors de toute alimentation féculente ; les autres relevant du sujet lui-même.

1° Variations relevant du sujet lui-même. — Le coefficient d'assimilation reste relativement fixe chez un même malade, pendant un temps donné, pourvu qu'il vive toujours dans les mêmes conditions d'existence. Sinon il subit nettement des fluctuations.

Le travail physique, l'exercice, l'état de maladie, influent nettement sur ce coefficient. L'abus des hydrates de carbone diminue le coefficient d'assimilation, par contre un régime bien suivi laissant aglycosurique le sujet, élève le coefficient d'assimilation. On pourrait même voir cette élévation se faire telle que dans la pratique tout régime devient inutile ; le sujet n'ayant qu'à diminuer très modérément et dans des limites presque physiologiques la dose d'aliment hydrocarboné ingérée. C'est dans ces cas qu'on peut parler de « guérison du diabète ».

2° Variations relevant de la composition de la ration. — On sait bien aujourd'hui que tous les aliments sont indispensables à la ration d'entretien et qu'ils doivent s'y trouver dans un *état d'équilibre* non seulement quantitatif, mais encore qualitatif. Il *s'ensuit* que, scientifiquement parlant, on ne saurait parler de coefficient d'assimilation que vis-à-vis d'une dose déterminée d'aliments azotés et de graisse. Dans la pratique, le calcul de semblables régimes se heurterait à de telles difficultés qu'on ne pourrait plus établir aucun coefficient d'assimilation[1].

Nous n'exposerons ici que les données de pratique courante, valables pour un médecin qui cherche à établir au *plus juste* le coefficient d'assimilation hydrocarboné.

Les *graisses* ne semblent avoir que peu d'influence sur le coefficient[2]; leur usage est précieux chez le diabétique, car il s'agit d'aliments possédant un haut pouvoir calorifique et permettant d'assurer calorimétriquement la ration d'entretien. Nous verrons que leur prescription ne sera limitée que dans certains cas bien déterminés.

Il ne semble pas en être de même des *aliments azotés*.

Linossier et Lemoine avaient insisté à juste raison sur l'influence parfois prépondérante de l'alimentation carnée dans le diabète et ils concluaient qu'il est parfois *plus important de diminuer la viande* que l'alimentation hydrocarbonée.

M. Labbé estime au contraire que dans la forme la plus commune du diabète, celle que nous caractérisons plus loin sous le nom de *diabète simple*, l'influence de l'ingestion albumineuse est minime et souvent impossible à démontrer. Nous avons repris cette question avec notre élève Liénard et nous avons montré les faits suivants :

1° L'alimentation carnée a une influence sur le

---

1. Cette recherche peut cependant être nécessaire pour l'établissement de certains régimes en cas de diabète consomptif.

2. De nouvelles recherches sont indispensables.

coefficient d'assimilation hydrocarbonée dans le diabète simple.

2° Cette influence n'est pas constante, mais elle est assez fréquente et quand elle existe, elle peut être relativement considérable.

3° Le plus souvent elle diminue le coefficient d'assimilation, mais plus rarement elle l'élève.

4° Parmi les aliments azotés, c'est surtout la viande qui paraît la plus nocive ; il semble exister entre les albumines animales et végétales, au point de vue de leur action sur le coefficient d'assimilation hydrocarbonée, des différences très sensibles. Parmi les albumines végétales, on peut admettre que leur action varie avec les malades et que celle-ci n'est pas nécessairement sous la dépendance de leur teneur en azote (régime avec le soja : aliment très azoté). L. Blum a étudié l'influence des différentes farines. M. Labbé a insisté sur les bons effets de la cure de légumineuses, ces aliments seraient mieux supportés dans le diabète consomptif que la viande.

Tolérance paradoxale des diabétiques pour les hydrates de carbone. — En règle générale, chez un diabétique, toute alimentation surabondante se traduira nécessairement par une augmentation proportionnelle de la glycosurie. Mais ces faits comportent des exceptions.

Certains sujets ayant un coefficient d'assimilation hydrocarboné de *150* par exemple, verront, sous l'influence d'une ingestion de 200 grammes d'hydrates de carbone, la glycosurie ne s'élever que de 10 grammes ; augmente-t-on la ration hydrocarbonée de 200 grammes supplémentaires, la glycosurie ne s'élèvera elle-même que de 15 grammes. En d'autres termes il n'y a plus proportionnalité absolue entre la quantité de sucre ingérée et la quantité excrétée. Il semble, ce qui doit paraître paradoxal que, plus on élève la quantité de sucre ingérée, moins la glycosurie s'accroît et on pourrait croire, toutes proportions gardées, que le coefficient s'élève d'autant plus chez ces malades qu'ils ingèrent une plus grande quantité d'hydrates de carbone.

Nous avons distingué à ce sujet.

1° La tolérance paradoxale *secondaire* s'expliquant par les variations du coefficient *qualitatif* d'une part et l'influence du régime *azoté* de l'autre.

2° La tolérance paradoxale *primitive*. On peut admettre qu'il peut s'agir dans certains cas de phénomènes très complexes de rétention intratissulaire de sucre, rétention qu'il est impossible de calculer, l'hydrate de carbone pouvant subir dans l'organisme des transformations considérables. Dans d'autres cas, et ce sont sans doute les plus nombreux, le diabétique ne possède plus de coefficient *d'assimilation constant*; les variations qu'il peut subir sont tellement marquées qu'il est bien difficile de savoir quel est le coefficient vrai.

DIABÈTE A MINIMA. — On peut rapprocher de ce phénomène de la tolérance paradoxale pour les hydrates de carbone celui du diabète à minima.

Un diabétique au régime strict, même longtemps prolongé, voit sa glycosurie tomber de 250 par exemple à 3 ou 4 grammes, mais il est impossible d'obtenir une aglycosurie complète.

Redonne-t-on à ce sujet une certaine quantité d'hydrates de carbone, la glycosurie s'élève à peine, 10, 15, 30, 50 grammes d'hydrates de carbone donnent une glycosurie de 7 à 8 grammes par exemple, puis brusquement augmente-t-on la ration hydrocarbonée, 60 grammes par exemple, la glycosurie s'élève d'une façon notable.

Ces cas, relativement rares, sont importants à connaître dans la pratique, car il y aura intérêt à ne ne pas prescrire au malade un régime inutilement sévère pour éviter quelques grammes de sucre supplémentaires dans les urines. Par contre, le taux de la ration hydrocarbonée qui correspond à une élévation brusque et progressive de la glycosurie ne devra pas être atteint.

B. *Métabolisme des albuminoïdes.*

On a coutume de considérer le diabète comme un syndrome relevant exclusivement d'un trouble dans le métabolisme des hydrates de carbone. En réalité, il en est tout autrement, et nous allons voir que cette perturbation dans le métabolisme atteint également les albuminoïdes et les graisses.

Métabolisme normal. — Trois faits sont à retenir.

1° *Les protéiques peuvent, chez le sujet normal fournir du glucose* : on estime que 55 à 80 grammes de sucre peuvent être tirés *de 100 grammes d'albumine* ; le chiffre est considérable.

On admet que la production de sucre à partir des protéiques constitue un moyen dont se servirait l'organisme pour soustraire la partie carbonée de la molécule protéique à la désassimilation hâtive et irrégulière qui lui est imposée quant à la partie azotée de cette même molécule (Lambling). Les acides aminés résultant de l'hydrolyse des protéiques sont très vite désaminés et l'ammoniaque libérée est éliminée à l'état d'urée. L'acide désaminé sert ainsi à faire du sucre.

Certains acides aminés seuls posséderaient cette propriété de fournir du sucre : le glycocolle, l'alanine, la sérine, la cystine, l'acide glutamique, l'acide aspartique, la proline.

Il n'en serait pas de même de la phénylalanine, du tryptophane, de la tyrosine, la leucine, l'isoleucine, la lysine, l'histidine, etc.

2° Pour qu'un aliment quel qu'il soit, soit assimilé il faut que quantitativement et qualitativement il soit présent dans la ration *à un taux déterminé par rapport à celui des autres variétés d'aliments;* il existe un optimum de graisses, d'albuminoïdes et d'hydrates de carbone ; et le fait de faire varier l'un d'entre eux, peut influer sur le métabolisme des trois types d'aliments (Desgrez et Bierry).

2° *Certains acides aminés,* et ce sont justement ceux qui ne sont pas producteurs de sucre, la leucine, l'isoleucine, la tyrosine, la phénylalanine, sont *cétogènes,* c'est-à-dire producteurs de corps acétoniques.

Métabolisme chez le diabétique. — Cette étude est encore à peine ébauchée, elle sera certainement fertile en déductions physio-pathologiques. Nous avons vu déjà le rôle de l'aliment azoté sur le coefficient d'assimilation hydrocarboné ; nous savons d'autre part l'importance du sucre protéidique et l'intérêt de son étude chez le diabétique. Enfin il a été démontré d'une façon certaine que quelques diabétiques privés de toute alimentation hydrocarbonée, fabriquaient du sucre aux dépens des protéiques.

Nous étudierons ici trois manifestations traduisant le trouble du métabolisme azoté :

a) l'excrétion azotée urinaire,

b) l'azotémie et l'ammoniurie,

c) l'influence de l'alimentation carnée sur la glycosurie.

a. EXCRÉTION AZOTÉE URINAIRE CHEZ LE DIABÉTIQUE

Urée et azote total. — On considérait autrefois l'azoturie (sous forme d'excrétion d'urée) comme un des signes pathognomoniques du diabète.

A. Bouchardat avait insisté sur ce fait que l'azoturie du diabétique est ordinairement relative ; elle est simplement en rapport avec les quantités considérables d'albuminoïdes ingérées. Il avait remarqué cependant que certains diabétiques gravement atteints font de l'*azoturie vraie* : « ils produisent de la glycose et de l'urée aux dépens de leur propre substance. »

L'*azoturie* vraie peut s'élever à 25, 30, 35 et même 45 grammes d'azote total.

Rapport $\dfrac{D}{N}$. — L'étude de ce rapport dont nous avons déjà parlé $\dfrac{\text{Dextrose urinaire}}{\text{Az. total urinaire}}$ fournit des renseignements intéressants au point de vue pronostic.

Tout quotient $\dfrac{D}{N}$ approchant de la valeur maxima que peut revêtir ce quotient et qui serait pour Lusk de 3,65 indiquerait une forme grave du syndrome.

Nous avons vu que Joslin avait insisté sur l'extrême difficulté d'interprétation pour l'appréciation de ce chiffre.

Acide urique. — On admettait autrefois que la quantité d'acide urique excrétée par les diabétiques était peu intense. Bouchardat décrit une forme spéciale à laquelle il a donné le nom de glycopolyurique. Noorden estime que l'excrétion d'acide urique est augmentée dans le diabète grave. Labbé et Furet pensent que dans le diabète bénin léger, il y a tendance à la rétention.

Créatine. Créatinine. — La recherche de la créatine

est intéressante car il semble, en dehors de l'alimentation hypercarnée, qu'elle tire son origine de l'albumine des tissus et qu'elle est en partie détruite par oxydation, en partie transformée en créatinine, en particulier dans le foie. La créatine constitue ainsi un témoin précieux du métabolisme endogène. Normalement on ne retrouve dans les urines de l'adulte que de la créatinine (17 à 20 milligrammes par kilogramme corporel pour l'homme); dans le régime hypercarné on note l'apparition dans l'urine de créatine. La créatinine est excrétée normalement dans le diabète simple, elle est souvent, mais non couramment en quantité anormale dans les urines en cas de diabète consomptif.

Quant à l'excrétion de *créatine*, elle est surtout intéressante dans le diabète consomptif. Si l'acidose s'accompagne de créatinurie, le créatinurie peut exister en dehors de l'acidose. Le diabète simple s'accompagne parfois de créatinurie, presque toujours légère.

Nous conclurons que l'excrétion de créatinine totale (créatinine + créatine) est surtout marquée dans le diabète consomptif, mais existe parfois dans le diabète simple. C'est surtout la créatine qui serait en quantité anormale. Il semble, que la quantité de créatine urinaire soit en rapport direct avec la gravité du pronostic.

Acides aminés. — L'étude des acides aminés dans le diabète a été faite par un certain nombre d'auteurs; elle est intéressante car elle peut nous fixer sur l'état du métabolisme azoté.

On peut distinguer deux ordres de recherches.

On a dosé des acides aminés déterminés : Abderhalden et Mohr la tyrosine, Bergell et Blumenthal, Mohr, le glycocolle.

Normalement les albumines sont scindées en acides aminés. Ceux-ci subissent ensuite la transformation suivante; desamination surtout par oxydation avec formation de l'acide α-cétonique correspondant, et de l'ammoniaque — oxydation de l'acide cétonique, puis après des transformations successives : formation de CO_2 et de H_2O. « en passant par des étapes pour lesquelles on ne distingue pour les acides aminés étudiés jusqu'à présent encore que celle de l'acide acétyl-acétique. » (Lambling). Tous les acides aminés ne sont pas cétogènes.

Le foie semble le lieu de désamination de l'acide aminé.

Chez l'individu normal, on retrouve de petites quantités d'acides aminés (Masuda, Frey., M. Labbé et Vitry, Bernis, M. Labbé et Bith).

On a recherché l'amino-acidurie globale. Malheureusement les méthodes que l'on possède actuellement sont insuffisantes pour doser tous les acides aminés; or certains de ceux-ci peuvent subir dans leur excrétion des modifications importantes qui passent inaperçues. Marcel Labbé et Bith admettent que chez l'individu normal, l'excrétion d'amino-acides oscille entre 0,05 à 0,35 centigrammes en Az. aminé; elle varie avec l'alimentation ; étant surtout marquée avec le régime carné.

$$\text{Le rapport } \frac{N \text{ aminé}}{NT} = 0,5 \text{ à } 3 \text{ p. } 100.$$

Chez le diabétique simple, l'amino-acidurie' est normale en dehors de toute cirrhose hépatique concomitante.

Dans le diabète consomptif, mais seulement lorsqu'il se complique d'acidose, le chiffre de l'Az. aminé s'accroît considérablement; il peut s'élever à 0,78,

2 grammes et même 4 grammes d'Az. aminé et le rapport $\dfrac{\text{N aminé}}{\text{NT}}$ peut atteindre 20 p. 100.

L'hyperamino-acidurie pourrait être soit un signe d'insuffisance hépatique, soit un signe de dénutrition, soit un signe d'insuffisance des oxydations organiques entraînant l'acidose. (M. Labbé et Bith.)

M. Labbé et Bith ont proposé de rechercher les troubles amino-acidolytiques en faisant ingérer 20 grammes de peptone aux malades mis au régime lacté ou lacto-végétarien ; l'amino-acidurie est recherchée dans les urines des deux jours suivants.

Nous conclurons que la recherche des acides aminés est certainement très intéressante, mais elle ne pourra fournir des résultats définitifs qu'avec le perfectionnement des techniques. Sans nul doute, l'examen des acides aminés étudiés individuellement peut renseigner très utilement sur certains points du métabolisme azoté ; mais il s'agit là de recherches très délicates et qui ne peuvent entrer dans la clinique courante.

Ammoniaque. — L'ammoniaque intervient, comme processus de défense contre l'acidose, lors d'insuffisance des bases fixes pour saturer les acides exogènes et endogènes.

Il en résulte que le taux d'ammoniaque urinaire pourra nous renseigner sur l'état d'acidose.

1ᵃ *Étude du chiffre global d'ammoniaque excrété.* — Normalement le sujet excrète de 0,80 à 1 gr. 10 d'ammoniaque.

Dans l'acidose légère on trouve 2 grammes, dans l'acidose grave 6 à 8 grammes.

Normalement l'Az. ammoniacal représente 5 à 6 p. 100 de l'Az. total ; dans l'acidose on trouve des chiffres de 20 à 45 p. 100.

On a proposé de se servir du chiffre de NH^3 excrété pour calculer, à peu près, la quantité d'acide β-oxybutyrique excrétée : Normalement l'Az. ammoniacal représente 5 à 6 p. 100 de l'Az. total, on peut connaissant l'Az. total calculer la quantité d'NH^3 qui devrait être éliminé. Le surplus indiquerait l'acidose (Magnus-Lévy). Or 1 gramme d'NH^3 peut saturer 6 gr. 12 d'acide β-oxybutyrique.

2° *Coefficient d'acidose de Lanzenberg* (d'imperfection uréogénique de Maillard).

On compare l'Az. titrable au formol (NH^3+ Az. ac. aminés) avec l'Az. urée et l'Az. titrable au formol. Ce coefficient chez le sujet normal est le suivant :

    Régime mixte. 6.65
    Régime végétarien. 4.18

Dans le diabète, Lanzenberg signale des chiffres de 14.18, 27.36.

Nous avous déjà insisté sur ce fait que ni l'ammoniurie ni le coefficient de Lanzenberg ne nous renseignent AVEC CERTITUDE *sur le trouble du métabolisme déterminant l'acidose.*

b. AZOTÉMIE

Richard Ohler et Reginald Fitz ont recherché l'état de l'azotémie chez un certain nombre de diabétiques, ils concluent que l'azotémie est indépendante de la glycémie et en rapport avec l'état de fonctionnement du rein.

On peut étudier l'azotémie chez les diabétiques,
    d'une part, sous forme d'urée sanguine,
    d'autre part, sous forme d'Azote total et d'Azote résiduel,
    enfin sous forme d'ammoniaque.

L'*urée sanguine* ne semble pas chez le diabétique

subir des fluctuations en rapport avec la gravité même du diabète. Sur une soixantaine de malades, nous n'avons trouvé que dans 9 cas, l'urée supérieure à 0,50 dont 3 fois au-dessus de 1 gramme. Dans un cas de coma diabétique l'urée atteignait le chiffre élevé de 2 gr. 20 (au xanthydrol). On peut expliquer en partie ce fait par l'état de déshydratation extrême des malades atteints de coma diabétique; il semble bien qu'en dehors de ce cas, l'azotémie soit en rapport avec un trouble fonctionnel du rein; les diabétiques consomptifs fortement glycosuriques n'ont pas des chiffres d'urée plus élevés que les autres.

L'azote total a été dosé chez les mêmes malades, ainsi que l'azote résiduel, les chiffres obtenus même en cas de diabètes consomptifs ne dépassent guère 0,20, 0,25; au cours d'un coma nous avons trouvé le chiffre de 0,27.

Quant à l'ammoniémie, Mlle S. Moissonnier a bien voulu la rechercher chez un certain nombre de nos malades; l'ammoniaque s'élevait dans le sang à des chiffres peu supérieurs à la normale même avec de l'ammoniurie marquée. Le plus gros chiffre qu'elle ait constaté est celui de 0,03 (Az. ammoniacal) se rapportant à un coma diabétique; le chiffre normal étant de 0,005 à 0,015 p. 1.000 d'N de NH^3. Un fait intéressant à signaler c'est que tandis que chez le diabétique moyennement atteint, l'Az. ammoniacal baisse après deux jours de jeûne, chez les sujets dont le pronostic est immédiatement grave, la diminution de l'Az. ammoniacal après le jeûne est à peine marquée; nous avons retrouvé ces mêmes faits pour l'excrétion urinaire des corps acétoniques et cétogènes avec Desgrez et Bierry.

c. INFLUENCE DE L'ALIMENTATION CARNÉE

1° Nous avons vu qu'une alimentation hypercarnée peut influer sur le *coefficient d'assimilation hydrocarbonée*. Nous ne reviendrons pas sur ce sujet ; la viande est plus nocive que l'albumine végétale. Comme le fait remarquer M. Labbé la qualité de l'albumine a plus d'importance souvent que sa quantité. Un fait capital est à retenir et qui montre toute la complexité de la question touchant l'étude du métabolisme des différents types d'aliments. Dans certains cas, nous avons vu avec Liénard, qu'en élevant la ration azotée, non seulement on n'abaissait pas le coefficient d'assimilation hydrocarbonée, mais tout au contraire on l'élevait. Il existe dans les rapports réciproques du taux des différents aliments dans la ration un optimum (Desgrez et Bierry), et il est certain, que le fait de faire varier dans cette ration le taux d'une des variétés d'aliments retentit sur le métabolisme des autres types de substances alimentaires.

Le régime pauvre en albumine avec exclusion de la viande donne souvent de bons résultats chez les diabétiques graves. Il éléverait la tolérance d'où l'usage de la cure de féculents avec absence d'aliments carnés (L. Blum).

Lambling explique ce phénomène par une action élective de l'aliment carné sur le pancréas. Par suite du balancement entre les acini et les îlots de Langerhans, toute alimentation provoquant une hypersécrétion de suc pancréatique détermine une diminution d'action des îlots et *vice versa* ; dans le jeûne, les îlots s'accroissent de nombre. M. Labbé et Thaon s'inscrivent en faux contre cette théorie, le régime carné causant au contraire pour eux une multiplication et une hypertrophie considérable des îlots.

2° L'aliment azoté pourrait provoquer à lui seul de la glycosurie?

Le fait est certain dans le diabète consomptif. Est-il exact dans le diabète simple? Il n'est nullement irrationnel de l'admettre.

Von Noorden classe les albuminoïdes par ordre décroissant en ce qui concerne la facilité avec laquelle ils donnent de la glycosurie : caséine, albumine de viande, albumine des légumineuses, albumine des œufs et des céréales. La classification est trop arbitraire.

3° L'aliment azoté est producteur de corps acétoniques? — Dans le diabète consomptif, l'alimentation hypercarnée est néfaste, elle est nuisible même chez le diabétique simple. Nous avons vu que certains acides aminés seuls sont cétogènes.

M. et H. Labbé pensent qu'on peut expliquer ainsi la différence d'action sur l'acidose de la viande et des légumineuses; le premier renfermant surtout des acides aminés cétogènes, les seconds des acides non cétogènes.

C. *Métabolisme des graisses.*

Le métabolisme des graisses serait troublé chez le diabétique.

Joslin écrit : « Avec un excès de graisse commence le diabète et d'un excès de graisse meurent les diabétiques ». Il ajoute : quand les hydrates de carbone cessent d'être métabolisés, on constate de la glycosurie, mais quand la graisse cesse de l'être, on ne s'en aperçoit pas, et elle s'accumule dans le sang.

L'étude du métabolisme des graisses dans le diabète est encore entourée de beaucoup d'obscurités. Nous ne pourrons qu'être assez bref à ce sujet.

Le ***métabolisme normal des graisses.*** — Nous

retiendrons les faits suivants en ce qui concerne le métabolisme des graisses et son rapport possible avec le diabète.

1° Les graisses peuvent se former dans l'organisme aux dépens des hydrates de carbone ; l'organisme peut transformer en graisse les hydrates de carbone alimentaires.

2° Il est possible que le glycose se forme aux dépens des acides gras, il est certain qu'il se forme aux dépens de la glycérine.

3° Certains acides gras — ceux renfermant un nombre pair d'atomes de carbone — sont cétogènes, ils produisent des corps acétoniques.

4° On a dit que les graisses ne sont brûlées complètement qu'au feu des hydrates de carbone.

Le *trouble du métabolisme des graisses et le diabète*.

1° *L'alimentation en graisse* peut-elle exagérer la glycosurie ?

Chez le diabétique, le pouvoir de transformer en graisse les hydrates de carbone semble aboli, au moins à une certaine phase de la maladie. Bouchard a pu dire qu'au début du syndrome, le diabète se dissimule derrière l'obésité.

L'absorption de graisse augmente-t-elle la glycosurie ? L'ingestion de glycérine semble bien exagérer celle-ci, mais elle ne joue qu'un rôle très accessoire, la quantité de glycérine contenue dans les graisses est faible (1/10e du poids de la molécule des graisses). On a pu parfois constater une élévation de la glycosurie à la suite d'ingestion de graisse dans le diabète simple. Dans la pratique il n'en est rien habituellement et les graisses sont, comme l'a montré depuis longtemps Bouchardat, un excellent aliment dans le diabète simple.

Il n'en serait pas de même dans le diabète consomptif, l'ingestion de graisse étant absolument contre-indiquée, notamment pour les auteurs américains ; elles agissent du reste probablement alors par un tout autre mécanisme que l'augmentation de la glycosurie.

2° Les graisses jouent-elles un rôle dans l'acidose diabétique et le coma ? — La graisse pour être brûlée doit se trouver en présence d'une certaine quantité d'hydrates de carbone, ceux-ci faisant défaut, l'étape obligatoire ou facultative de la dégradation des graisses constituée par les corps acétoniques, qui n'est pas perceptible chez le sujet normal, le devient au contraire chez le diabétique. Les corps acétoniques cessent d'être détruits ; ils sont même peut-être produits en quantité exagérée.

Théoriquement, il est donc certain que certains acides gras sont, comme nous l'avons vu, producteurs de corps acétoniques. Dans la pratique, on constate les deux faits suivants :

D'une part, certaines peuplades comme les Esquimaux avec une nourriture presque exclusivement composée de graisses ne font pas d'accidents d'acidose, il y a une véritable adaptation de l'organisme.

D'autre part, Magnus-Lévy, Naunyn, Noorden, M. Labbé estiment qu'on peut donner des graisses aux diabétiques consomptifs sans exagérer les phénomènes d'acidose.

Joslin, Allen au contraire proscrivent formellement les graisses en cas d'accidents acétonémiques. On remarquera du reste que quand on cesse de donner des graisses alimentaires, l'organisme puise dans ses réserves. Des recherches que nous avons faites avec Desgrez et Bierry, il semble bien que l'ingestion de graisses puisse avoir dans le diabète consomptif une influence très importante sur l'élimination des corps acétoniques.

3° *Il existe une véritable lipémie diabétique.* — Normalement, on constate une lipémie digestive après l'absorption d'un repas gras (6 h. après, Terroine). Terroine a signalé chez le sujet normal, une constante lipémique, caractéristique de l'individu, (lipoïdes totaux : acide gras fixes et cholestérine).

Chez le diabétique, on retrouve des lipémies considérables; le sérum a un aspect laiteux, trouble, opaque, jaunâtre. La quantité de graisse n'est souvent pas en rapport avec l'intensité des modifications d'aspect précédents du sérum. On a retrouvé également chez les diabétiques des ascites graisseuses, de la lipurie, des dépôts de graisse dans les vaisseaux rétiniens, etc. (4 à 5 p. 100 de lipémie pour Heine).

On peut admettre avec Frugoni que lorsque la lipémie atteint 50 p. 1.000, il s'agit presque toujours de diabète. Klemperer a publié des lipémies considérables : 262 grammes par litre en cas d'acidose. Sladelmann, Dennstedt n'ont retrouvé que très inconstamment la lipémie.

Elle serait habituellement un indice de gravité.

La lipémie ne s'explique pas par le jeûne, car l'hyperlipémie n'est pas constante dans l'inanition (Terroine).

On a cherché à analyser l'état des acides gras, des lécithines et de la cholestérine.

La cholestérine serait rarement augmentée pour Grigaut; Fischer, Klemperer, Umber estiment qu'une cholestérinémie nette n'est pas rare et Joslin pense que l'hypercholestérinémie serait un indice pronostic grave.

Il est fort possible que normalement la fixation des

acides gras dans la molécule des phosphatides soit la condition préalable nécessaire à cette combustion. Or ce mécanisme pourrait être entravé chez le diabétique et cette perturbation constituerait peut-être l'élément pathogénique principal (Joslin).

Allen estime qu'une certaine lipémie est indispensable au diabétique pour brûler ses graisses de même qu'une certaine hyperglycémie serait nécessaire pour brûler le sucre.

Quel que soit le mécanisme pathogénique admis, le trouble du métabolisme des graisses se traduit chez le diabétique par un certain nombre de symptômes que nous venons d'étudier.

3° Formes fondamentales du diabète.

Il est indispensable de donner une classification du diabète qui se fonde, non plus sur les seuls signes cliniques comme on le faisait autrefois, mais également sur l'état de la nutrition. Nous avons vu en effet qu'une distinction des types de diabète basée sur l'intensité plus ou moins forte de la glycosurie était illusoire, il en est de même des termes fort imprécis de diabètes *gras* et *maigre*.

Cette classification est indispensable et sert à individualiser des formes dont le pronostic et le traitement seront essentiellement différents.

Cette classification sera forcément un peu schématique et entre les formes bien tranchées et bien individualisées, il existera sans aucun doute des types de transition.

La différenciation des divers types de diabète doit se fonder sur des *caractères bien nets*, n'être en contradiction avec aucune des données que nous possédons actuellement sur l'état de la nutrition dans le diabète, mais elle doit aussi être *facile à mettre en évidence*. Comme elle doit servir de base au traitement de la maladie, il faut que tout médecin puisse aisément l'établir. Aussi rejetons-nous comme caractères distinctifs et fondamentaux, ceux qui exigeraient une technique un peu compliquée et des ressources de laboratoire que peu de médecin ont à leur disposition ; le dosage du sucre sanguin par exemple donne des indications fort utiles, mais il exige une prise de sang, des dosages précis et minutieux qu'un praticien ne peut systématiquement effectuer en série chez ses malades.

Par contre un dosage de sucre urinaire par le pharmacien, ou plus simplement la recherche de la présence ou de l'absence de sucre dans les urines que tout diabétique doit savoir faire lui-même, constitue un minimum de recherche de laboratoire. Notre classification n'exigera que cette *seule opération*, comme base d'appréciation.

Le diabète est un syndrome clinique complexe relevant avant tout d'un trouble dans l'assimilation des hydrates de carbone, conduisant à la glycosurie mais ce trouble ne frappe pas seulement le métabolisme hydrocarboné, il atteint également les albuminoïdes et les graisses.

L'état de la nutrition azotée peut-il servir de base à la classification ?

On pourrait dès lors distinguer, comme l'a proposé M. Labbé, une forme caractérisée par le seul trouble portant sur les hydrates de carbone, ou diabète sans dénutrition et une deuxième forme dans laquelle au trouble précédent se surajoute celui portant sur le métabolisme azoté ; ou diabète avec dénutrition.

On peut faire à cette classification les objections suivantes :

Tout diabète est en réalité une maladie de la nutrition et se caractérise par conséquent par de la dénutrition; c'est pour cette raison du reste que M. Labbé a modifié sa formule en ajoutant le terme de dénutrition *azotée*. Or est-il exact d'admettre que la dénutrition azotée n'existe que dans cette seule forme, et est-elle même constante dans celle-ci. Nous ne le pensons pas et beaucoup d'auteurs du reste estiment avec Naunyn et Noorden qu'on ne peut trouver dans le trouble du métabolisme azoté un caractère distinctif entre les diverses variétés de diabète. Le premier type de diabète peut présenter de l'azoturie, en tout cas on ne peut nier l'influence sur la glycosurie, dans le diabète simple, de l'aliment carné; il peut modifier dans un sens ou dans l'autre le coefficient d'assimilation hydrocarboné. On doit considérer le trouble du métabolisme azoté comme *pouvant être commun à toutes les formes de diabète*; il est juste de reconnaître cependant que l'azoturie vraie est souvent mais non toujours plus fréquente et plus marquée dans la deuxième forme.

C'est pour cette raison que nous ne faisons jouer dans notre classification, aucun rôle comme caractère distinctif à l'azoturie. Il y a également une seconde raison d'ordre pratique. La méthode de détermination du bilan nutritif est extrèmement délicate de l'aveu de tous les biologistes et il n'est « pas du tout certain que la totalité de l'azote se retrouve dans les excrétions, urines et fèces des sujets à l'étude. » (A. Gautier). Aussi tous les calculs que nous faisons sur le papier sont-ils très théoriques. M. Labbé le reconnaît lui-même quand il écrit « la notion de la dénutrition azotée, qui est un fait capital, au point de vue physiologique, n'a donc pas la même importance au point de vue de la pratique médicale courante ».

Le mode d'élimination du glucose : l'intermittence de la glycosurie, n'entre pas en jeu dans notre classification. Pour nous l'intermittence ne constitue qu'un caractère *très accessoire*, qu'elle soit à court ou à long terme ; toute glycosurie qui n'a pas fait sa preuve, c'est-à-dire ne survenant pas nettement et exclusivement sous la seule influence accidentelle et fugace d'un agent provocateur bien déterminé (intoxication, traumatisme) est symptomatique du diabète, c'est-à-dire d'un état particulier de la nutrition portant sur un mode d'assimilation défectueux des hydrates de carbone. Le clinicien devra toujours se méfier d'une glycosurie même intermittente, même passagère et fugace.

La classification que nous proposons soulève une objection importante. La glycosurie ne saurait être considérée comme l'image fidèle et constante de la glycémie. Certains sujets peuvent être hyperglycémiques et même très hyperglycémiques (plus de 5 grammes) sans être glycosuriques. Nous ne méconnaissons nullement le bien fondé de cette objection, mais il s'agit là en réalité de faits rares et si le seuil du glucose doit évidemment intervenir dans l'étude physiologique du diabète, nous ne pouvons admettre, pour les raisons que nous avons énoncées plus haut, qu'une classification qui doit être avant tout facile à mettre en évidence, exige des procédés de recherches compliqués et qui dans la grande majorité des cas ne sont pas strictement indispensables. Un diabétique soumis au régime cesse d'être glycosurique, il n'en reste pas moins diabétique. Sans doute, mais ici la notion du régime intervient, celle de la quantité d'hydrates de carbone ingérée. Or cette notion joue un rôle capital dans notre classification.

Quelle sera donc la base de notre classification ?

Nous distinguons deux grands types de diabète : le *simple* et le *consomptif* suivant que la disparition du sucre survient ou non à la suite de la restriction des seuls hydrates de carbone ; nous y avons joint une *forme mixte.*

Nous avons proposé cette classification non pas dans le but un peu puéril de donner des noms nouveaux, mais parce que, d'une part, les termes de : avec ou sans dénutrition ne traduisent pas pour nous la réalité des faits et, d'autre part, parce que les dénominations de léger, moyen et grave des auteurs allemands, répondent à des délimitations trop vagues.

*
* *

Diabète simple. — Nous disons diabète simple et non diabète *léger* comme les auteurs allemands parce que ce diabète simple peut être *grave*. Le diabète simple est celui dans lequel le sucre disparaît des urines après *un régime sévère, sans hydrate de carbone.*

On peut distinguer trois variétés de diabète simple :

La *forme atténuée* : le sucre n'apparaissant qu'après un excès évident de féculents alimentaires ;

La *forme légère* : c'est la variété la plus fréquente — le sujet qui en est atteint doit être considéré comme étant en état d'aptitude fonctionnelle restreinte pour l'assimilation des hydrates de carbone mais, fait capital, la quantité d'hydrates de carbone qu'il peut assimiler est encore assez *considérable* ;

La *forme grave* : c'est celle dans laquelle le coefficient d'assimilation pour les hydrates de carbone est *extrêmement restreint* ; les hydrates de carbone constituent la source la plus abondante de l'alimentation de l'homme ; si la quantité d'hydrates de carbone proscrite est trop forte, il deviendra difficile, sinon impossible d'assurer la ration d'entretien, l'alimentation par les albuminoïdes et les graisses étant à elle seule incapable pratiquement de la fournir sans provoquer des accidents graves ; on se trouvera dès lors en présence de cette alternative également néfaste : ou donner une ration insuffisante d'entretien, ou provoquer une véritable intoxication.

Nous faisons donc rentrer dans la distinction des variétés de diabète simple *le degré du coefficient d'assimilation* ; nous sommes ici sur ce point d'accord avec Naunyn, tout en conservant cependant l'idée directrice de Bouchardat et Seegen basée sur le fait clinique : « disparition de la glycosurie par la seule restriction hydrocarbonée ».

Nous ajouterons que souvent l'équilibre azoté est maintenu, mais *non toujours* ; en tout cas *l'absence de dénutrition azotée ne saurait caractériser cette forme.*

L'influence de l'aliment azoté sur le coefficient d'assimilation hydrocarbonée est certaine. On peut modifier ce coefficient en faisant varier la quantité ou la qualité de la ration azotée. Mais ce qui caractérise ce type, au point de vue de la pratique courante, c'est que la glycosurie peut disparaître, par *la seule* restriction hydrocarbonée.

Nous donnons à cette forme de diabète le qualificatif de *simple* afin de ne pas préjuger des troubles du métabolisme.

Cette forme *du diabète : le diabète simple*, est de beaucoup la plus fréquente, elle répond à la très grande majorité des cas de diabète, elle représente assez bien ce qu'on décrivait autrefois sous la dénomination vague et inexacte de diabète gras, de diabète arthritique.

Pour caractériser cette forme dans la pratique, il est indispensable de mettre le sujet à un régime strict sans hydrate de carbone pendant un temps suffisamment long, et d'opérer l'étude du coefficient d'assimilation hydrocarbonnée en laissant le patient au même régime un laps de jours également suffisant (5 à 6 jours).

Nous ne reviendrons pas ici sur ce que nous avons dit de la recherche du coefficient d'assimilation hydrocarbonée, mais nous rappellerons simplement l'importance de la rétention tissulaire variable d'un jour à l'autre, variable avec chaque sujet impossible à apprécier et qui chez certains malades rend assez difficile la connaissance exacte de ce coefficient.

Après une période de jeûne prolongé par exemple, l'organisme peut paraître supporter une dose de sucre supérieure à celle qui caractérisait son coefficient d'assimilation avant le jeûne et cela parce que l'organisme a éliminé toutes ses réserves ; il faudra pour affirmer cette élévation du coefficient attendre un temps suffisamment long et on verra souvent que cette amélioration n'est qu'illusoire.

Diabète consomptif.

La restriction complète des hydrates de carbone, si loin qu'elle soit poussée, n'amène pas la disparition de la glycosurie. La cessation de toute alimentation n'empêche même pas la glycosurie de persister. Le sujet fabrique du sucre aux dépens de ses propres tissus.

Nous avons dénommé ce type de diabète, diabète consomptif, parce que le sujet se nourrit aux dépens de sa propre substance.

A ce caractère fondamental se surajoutent des *signes accessoires*, les uns d'ordre clinique, les autres tirés de l'état de la nutrition du malade.

a) Caractères cliniques. — Le diabète consomptif constitue la forme grave de la maladie ; elle comporte un pronostic et un traitement entièrement différents de ceux du diabète simple. La distinction est à ce point tranchée qu'on pourrait croire qu'il s'agit de deux affections différentes, si on ne voyait pas parfois le diabète simple dégénérer en diabète consomptif, et si certains sujets atteints de diabète simple ne se présentaient pas à certaines périodes de leur existence, et d'une façon passagère avec les signes du diabète consomptif. Il est bien plus rare de voir un diabète consomptif, caractérisé, évoluer dans la suite comme un diabète simple.

Cette forme de diabète correspond à ce qu'on décrivait autrefois sous le nom de diabète maigre, diabète pancréatique, termes éminemment impropres car le pancréas est loin d'être uniquement en cause et l'amaigrissement du malade, pour fréquent qu'il soit dans cette forme, est insuffisant à la caractériser.

Les sujets atteints de diabète consomptif, se reconnaissent souvent à leurs habitudes : ce sont des amaigris, des fatigués, des asthéniques, fortement polyuriques, souvent mais non nécessairement fortement glycosuriques et présentant au maximum tous les petits signes du diabète.

b) État de la nutrition. — La nutrition de ces sujets est profondément affectée. C'est en ce sens qu'on a pu les qualifier de malades en état de dénutrition. En réalité il ne s'agit là que d'une question de degré, avec le diabète simple.

Le trouble du métabolisme azoté, s'il n'est pas caractéristique de cette forme, y est fréquent; l'azoturie vraie est souvent marquée. Nous sommes ici pleinement d'accord avec M. Labbé pour admettre que la recherche de celle-ci, du rapport azoturique, del'ammoniurie, du dosage des acides aminés, du coefficient d'acidose constitue des caractères importants.

Le *métabolisme des graisses* semble également dans cette forme particulièrement atteint.

Enfin les symptômes d'*acidose* sont pour ainsi dire constants ; ils se révèlent par la réaction de Gérhardt dans les urines (ac. diacétique) et par tous les signes habituels caractérisant la présence des corps acétoniques.

Diabète mixte.

Diabète mixte. — La troisième forme de diabète est celle dans laquelle la restriction des hydrates de carbone ne suffit pas à elle seule pour faire cesser la glycosurie ; on doit y joindre la restriction des albuminoïdes, mais celle-ci n'est jamais très intense, en tout cas elle n'entrave pas l'établissement de la ration alimentaire d'entretien.

On peut faire rentrer dans le cadre du diabète mixte, cette forme curieuse et rare que nous avons dénommée *diabète à minima*. Le sujet au régime strict, voit sa glycosurie s'atténuer considérablement, mais elle persiste indéfiniment au taux de 3 à 4 grammes, par exemple, même après restriction des aliments azotés. Elève-t-on la ration hydrocarbonée, la glycosurie ne subit pas d'accroissement parallèle, celle-ci n'augmentant brusquement qu'à partir d'un taux d'hydrates de carbone déterminé.

III. — COMPLICATIONS

Nous en décrirons trois groupes :

Le premier groupe comprend ce qu'on pourrait dénommer les petits accidents du diabète ; ils ne mettent pas *habituellement* et *immédiatement* la vie du malade en danger ; ils sont très importants à connaître, car ils constituent ce qu'on pourrait appeler *les petits signes révélateurs* de la maladie.

Le deuxième groupe, au contraire, se rapporte exclusivement aux grands accidents, ceux qui peuvent par eux-mêmes et très rapidement causer la mort du sujet.

Enfin le troisième groupe a trait aux maladies associées avec le diabète.

Nous allons voir la richesse extrême des complications du diabète. Comment l'expliquer ?

On peut en donner les quatre raisons suivantes :

1° Certaines complications résultent de l'état de *déchéance générale* dépendant lui-même du trouble profond de la nutrition qui diminue la force de résistance de l'organisme en général et des tissus en particulier.

2° D'autres sont dues à l'état d'*imbibition générale des tissus et des organes par le sucre* ; celui-ci constituerait un véritable poison pour les tissus (intoxication hyperglycémique.)

3° Un troisième facteur réside dans l'existence d'une *auto-intoxication véritable*, prenant naissance sous l'influence de l'anomalie des échanges nutritifs et pouvant créer ainsi des lésions au niveau des divers organes.

4° Enfin il faut faire une place importante *aux infections secondaires*.

I. — Petits accidents du diabète.

I. — Manifestations cutanées.

Nous signalerons surtout la sécheresse de la peau, le prurit, les infections cutanées et sous-cutanéss (abcès, furoncles et anthrax). Nous dirons un mot en terminant des complications plus rares.

1° La **sécheresse** de la peau est un symptôme commun à beaucoup de diabétiques ; il est juste de dire qu'elle fait le plus souvent défaut, dans les cas de diabète simple ; chez les obèses atteints de cette dernière forme de diabète, la sécrétion sudorale est cependant parfois exagérée.

Cet état de sécheresse cutanée amène souvent de la desquamation furfuracée.

2° Le **prurit** est une des complications les plus fréquentes du diabète ; elle est très importante à connaître pour le médecin, car c'est souvent pour ce trouble que les malades viennent consulter ; il constitue donc un de ces nombreux petits *signes d'alarme*, qui permettent de dépister la maladie. Par son intensité, sa ténacité, sa résistance à tout traitement qui ne s'attaque pas à la maladie elle-même, ce symptôme sert presque de signe de contrôle ; les malades qui en sont atteints, voient cette sensation si pénible disparaître rapidement par le traitement ; la moindre infraction au régime la fait immédiatement réapparaître, et les patients la redoutent tellement que cette complication peut être considérée **comme la meilleure incitation à la surveillance du régime** ; les diabétiques prurigineux sont, sans nul doute, ceux qui suivent le plus minutieusement leur traitement et les conseils de leur médecin.

On peut distinguer deux types de prurit : le *prurit généralisé* et le *prurit localisé.*

Prurit généralisé. — Son intensité varie avec le degré de la glycosurie ; c'est lui qui constitue le mieux ce que Noorden dénomme « le miroir fidèle du sucre du sang ». On peut cependant constater dans des cas rares la persistance du prurit, malgré la disparition du sucre urinaire par le régime approprié ; mais dans ces cas cette persistance est ordinairement temporaire ; le prurit généralisé est particulièrement fréquent dans le diabète consomptif, et il représente un symptôme précoce de la maladie. Il se rencontre plus rarement chez les jeunes diabétiques que chez les diabétiques d'un certain âge.

Pour l'expliquer, les uns admettent l'irritation des nerfs cutanés par le sucre imbibant les tissus, d'autres la sécheresse de l'épiderme.

Il est certain qu'une véritable prédisposition nerveuse joue un rôle dans son éclosion, puisqu'il peut manquer dans tout le cours de la maladie. Il semble constituer avant tout un prurit toxique.

Prurit localisé. — Le prurit localisé peut relever d'un tout autre mécanisme ; son siège réside surtout dans les parties *génitales,* la vulve et le gland. Il est beaucoup plus fréquent *chez la femme.* Il se produit surtout, mais non uniquement, chez les malades qui ne prennent pas de soins de propreté minutieux, et il s'explique par la pullulation, sous l'influence du liquide sucré, de champignons ou de bactéries.

La meilleure preuve en est dans la disparition des accidents avec la disparition du sucre urinaire et avec des soins de propreté méticuleux. Carnot propose de faire subir aux parties atteintes des lavages avec de l'eau tenant en suspension de la levure de bière.

Le prurit localisé se retrouve aussi bien dans les diabètes simples que dans les diabètes consomptifs.

Prurit vulvaire. — Le prurit vulvaire, constitue le plus souvent, chez les malades qui en sont atteintes, un véritable martyre ; il prive la patiente de tout sommeil et développe ou exagère un état névropathique antérieur ; il concourt puissamment à l'amaigrissement et à l'affaiblissement de la malade qu'il démoralise au plus au point. Bien souvent, il s'accompagne d'une éruption eczémateuse des cuisses et des fesses qui vient accroître les souffrances qu'il occasionne ; le grattage auquel se livre la patiente détermine des érosions qui ouvrent ainsi la porte à de multiples infections.

La réaction des urines dénoterait toujours dans ces cas « une acidité très prononcée » (Bouchardat).

Prurit du gland. — Le prurit du gland et du prépuce relève de la même cause que précédemment ; il est plus rare et habituellement moins pénible que le prurit vulvaire ; cependant, il peut, comme lui, déterminer des souffrances très pénibles, du ténesme, etc. Parfois il existe du prurit scrotal, qui relèverait alors souvent du même mécanisme que le prurit généralisé.

3° ***Inflammations cutanées ou sous-cutanées.*** — Etant donnée la fragilité extrême de la peau des diabétiques, et la prédisposition à l'infection que crée l'imbibition sucrée des tissus mal nourris, on comprend facilement la fréquence des infections cutanées.

Elles se présentent sous trois formes : le phlegmon, le furoncle, et l'anthrax.

Phlegmon sous-cutané. — Lymphangite. — Ce qui donne à ces complications leur cachet particulier, c'est leur gravité, leur indolence relative et leur tendance à s'étendre et à évoluer vers le sphacèle. On doit également noter la persistance de la suppuration ; les plaies sont atones et ont peu de tendance à se tarir ; il *en est tout autrement quand la glycosurie disparaît.* Nous avons pu voir ainsi des suppurations interminables, résistant à tout traitement local, se cicatriser en quelques jours après la suppression de la glycosurie par un régime approprié.

On a signalé des abcès d'origine mycélienne (Erhmann, Auché et Le Dantec).

Furoncles. — La furonculose survient dans 1/10 à 1/4 des cas (Noorden); elle serait plus fréquente chez l'homme et dans la période de début de la maladie; c'est souvent une des premières manifestations qui font découvrir le diabète jusque-là insoupçonné.

Une furonculose rebelle doit toujours inciter le médecin à rechercher le sucre dans les urines.

Noorden explique ainsi la genèse de la furonculose : « Là, où chez un individu normal, se produirait un bouton d'acné, chez le diabétique survient un furoncle; sans doute, bien souvent, le prurit est primitif, détermine des lésions de grattage, d'où infection cutanée ».

Anthrax. — L'anthrax diabétique doit rentrer dans la classe des complications graves de la maladie; il peut par lui-même amener la mort; il a *une grande tendance à s'étendre*. « Les pertuis sont multiples et très petits; ils ont des bords renversés et offrent à l'intérieur une cavité comme celle d'un kyste; ils suppurent abondamment et le pus est très fluide, de couleur marron et d'une odeur de miel fermenté. » (Fonseca). L'anthrax diabétique enfin a une grande propension à se compliquer de gangrène.

On a signalé l'atténuation ou la disparition momentanée de la glycosurie sous l'influence du développement de l'anthrax, ce qui pourrait induire à des erreurs de diagnostic.

4° Gangrène. — Nous réservons ce chapitre à l'étude des grands accidents du diabète.

Disons seulement qu'à côté des gangrènes graves circonscrites il existe des gangrènes généralisées parfois bénignes, telles les plaques de gangrène multiples de la peau, secondaires à des bulles ou à des ecchymoses (Marchal de Calvi, Kaposi).

5° *Dermatoses multiples*. — Nous ne ferons que signaler les multiples dermatoses retrouvées chez les diabétiques; certaines, comme le psoriasis, débutent avant (Grube) l'apparition du diabète et ne semblent pas être sous la dépendance de la maladie elle-même; d'autres résultent d'affections viscérales surajoutées (nerveuses, hépatiques). Nous nous occuperons ici des manifestations semblant relever de l'état diabétique lui-même.

Naunyn les divise en trois groupes :

a) *Les dermatoses glycémiques* disparaissant avec la disparition elle-même de la glycosurie : ce sont l'*urticaire*, l'*eczéma*, le *xanthome*. Ce dernier, serait relativement rare : il se présente surtout sous forme de xanthome tubéreux multiplex; habituellement symétrique, il atteint de préférence le côté de l'extension des extrémités et épargne, pour Naunyn, le visage et la nuque. Thibierge lui donne comme caractères : « fréquence des localisations buccales, absence d'ictère, absence de plaques jaunes aux paupières; absence de raies jaunes dans les plis de la paume des mains, disposition papuleuse des éléments, modifications parallèles à celles de la glycosurie ».

On tend du reste, à l'heure actuelle, après les travaux de Chauffard et Guy Laroche, Thibierge et Weissenbach, à considérer le xanthome comme une fixation locale d'excès de cholestérine.

Les rapports du xanthome avec le diabète restent encore entourés d'assez d'obscurités; car si, quelquefois, comme nous l'avons noté plus haut, le xanthome s'atténue quand la glycosurie disparaît, on peut le voir rétrocéder malgré l'aggravation de la glycosurie

(Töpfer) ou même apparaître lorsque la glycosurie a disparu (Rénon et Follet).

Noorden a décrit sous le nom de xanthosis diabetica une coloration *jaune* intense de l'épiderme au niveau du sillon naso-labial, de la paume des mains et de la plante des pieds ; cette coloration pourrait disparaître dans la suite.

*b) **Les dermatoses cachectiques**.* — Elles sont fréquentes dans les diabètes consomptifs : acné cachectique de Kaposi, impétigo, exanthème bulleux hémorragique, purpura hémorragique.

*c) **Les dermatoses d'ordre nerveux*** : herpès, zona, érythème angio-neurotique, *mal perforant*, chute spontanée des ongles non précédée de phénomènes inflammatoires ou douloureux. Naunyn cite également l'*œdème des membres inférieurs*, survenant en dehors de toute complication cardiaque ou rénale, comme un des premiers signes de la maladie.

II. — Manifestations digestives.

Nous étudierons successivement les manifestations buccales et pharyngées, les manifestations gastriques, intestinales, hépatiques.

Manifestations bucco-pharyngées

La sécheresse de la bouche se rencontre surtout dans le diabète consomptif ; elle joue probablement un rôle (non exclusif cependant) dans l'apparition de la polydypsie.

*L'**état de la langue*** est rarement normal. Parfois la langue semble comme raccornie ; ses papilles sont saillantes et son aspect est assez celui que l'on rencontre dans les pyrexies graves. Plus souvent la langue est volumineuse, rouge, marquée par l'empreinte des dents, collant au palais, surtout au réveil, et recouverte d'un enduit blanchâtre où « pullulent les algues microscopiques » (Bouchardat). D'autres fois des *fissures* douloureuses sillonnent l'organe, particulièrement sur le dos de la langue et sur les côtés. Parfois même il existe de véritables *ulcères douloureux*. Nous signalerons également la « langue de carton » de Noorden ; la langue pileuse de Gubler et Raynaud tenant pour Lécorché à des proliférations épithéliales tenaces.

L'*acidité* de la salive a été souvent signalée (Frerichs); elle ne semble pas constante; Lécorché fait jouer à la présence de l'acide lactique dans la salive un rôle important dans l'apparition des complications dentaires.

Nous avons montré avec L. Binet que la salive du diabétique peut dans certains cas contenir du glucose en quantité notable. Cette glycosialorrhée peut accompagner la glycosurie, alterner avec elle ou exister à l'état isolé sans glycosurie (diabète salivaire de Ferrannini).

La ***stomatite*** est une complication fréquente ; il peut s'agir de stomatite aphteuse ou de *muguet*. Celui-ci peut se cantonner à la surface de la langue, ou bien descendre dans l'œsophage, ou bien encore, pénétrant dans les vaisseaux de la muqueuse, devenir infectant et déterminer des embolies pulmonaires et cérébrales.

L'*état des dents* est très important à noter, car si les altérations de celles-ci ne sont pas pathognomoniques du diabète, elles sont cependant à ce point fréquentes dans la maladie que nous étudions, que bien souvent c'est un dentiste avisé qui révèle à son client l'affection dont il est atteint. Il faut distinguer la *carie dentaire* et la *gingivite expulsive*.

La *carie dentaire* est très commune; elle est peu douloureuse; les dents s'émiettent par morceaux; elle cesse dès que le sucre disparaît des urines par un traitement approprié; Falck pense que c'est au niveau de la deuxième molaire que se montre d'abord la carie, pour ensuite s'étendre à toutes.

La *gingivite expulsive* se caractérise au début par de l'ébranlement des dents; celles-ci semblent comme allongées, puis finalement la chute se produit, *sans que la dent paraisse en elle-même altérée.*

Cette chute précoce peut s'étendre à toutes les dents et, quand elle survient chez des individus jeunes, dans les premières périodes du diabète, elle constitue un signe assez caractéristique de la maladie.

Magitot montra que cette chute est due à une inflammation et à une destruction du périoste dentaire qui, partant du collet, s'étend progressivement jusqu'à la racine de la dent; la lésion occupe également l'alvéole dont la cavité se remplit de végétations fongueuses; les gencives ne se prennent que secondairement: elles s'épaississent, s'infectent, se décollent, puis se couvrent de fongosités, d'abcès et d'ulcérations. Certains auteurs font dépendre la chute des dents d'une véritable atrophie des gencives : les dents tombent comme dans la vieillesse (Noorden). Naunyn admet que dans certains cas la chute des dents est déterminée par des lésions nerveuses (polynévrite).

Ces lésions dentaires jouent un rôle dans la marche générale du diabète ; rendant difficile, sinon impossible, la mastication, elles concourent à l'éclosion de troubles digestifs et ont une certaine part dans l'état de dénutrition de quelques sujets.

On a signalé l'existence d'hémorragies au niveau des gencives, avec ulcérations; ces cas sont rares.

(Hanot et Schachmann) et se rapportent le plus souvent à une cirrhose du foie surajoutée.

Manifestations gastriques.

Les troubles gastriques constatés sont les suivants :

1° L'*hyperchlorhydrie* : celle-ci est fréquente ; l'acidité gastrique est souvent élevée ; elle relève en général de la voracité des malades, de l'abus qu'ils font des aliments carnés et de l'absence fréquente de mastication.

2° Les **crises gastriques diabétiques** peuvent simuler tout à fait des crises tabétiques, elles ont été signalées par Grube, Ebstein, Schutz ; les malades sont pris de crampes très douloureuses au niveau de l'estomac, d'éructations, de flatulence, de vomissements abondants et répétés renfermant d'assez grandes quantités d'hydrates de carbone ; la crise peut durer vingt-quatre ou quarante-huit heures. Cette complication est du reste très rare. *On se méfiera toujours de ces crises*, ou même de *simples vomissements* survenant sans cause apparente : ils sont souvent *le premier indice d'une acidose insoupçonnée* conduisant à brève échéance au coma. Le vomissement survenant sans cause apparente chez un diabétique est toujours de pronostic réservé.

3° L'*anorexie* se retrouve chez certains sujets. Elle relève fréquemment d'une affection gastrique surajoutée. En cas de diabète consomptif elle constitue un signe prémonitoire du coma.

Manifestations intestinales. — *La constipation* est très fréquente chez le diabétique. Elle doit être toujours combattue (Bouchardat). On a signalé des crises de diarrhée résultant d'une élimination de sucre par l'intestin ; il y aurait là comme un phénomène de défense de l'organisme (Renon, Richet fils et Grigaut).

Des crises intestinales peuvent se produire accompagnées de diarrhée et de vomissements, les selles sont mousseuses et fétides, on constate une perte de poids très accusée ; les crises peuvent relever d'un catarrhe intestinal provenant d'excès alimentaires en viandes ; d'autres fois elles constituent un des signes prémonitoires du coma diabétique. Enfin il peut s'agir de véritables crises oxalémiques.

Manifestations hépatiques. — Le foie est normal chez beaucoup de diabétiques. On peut constater une hypertrophie de l'organe relevant soit d'une véritable hypertrophie fonctionnelle, soit de congestion hépatique, soit d'une infiltration graisseuse. Le cancer du foie, et la lithiase biliaire seraient retrouvés avec une certaine fréquence chez les diabétiques.

III. — Manifestations respiratoires.

L'épistaxis est regardée par Garel comme pouvant dépendre du diabète lui-même.

Elle est le plus souvent symptomatique de sclérose cardio-rénale.

La **laryngite sèche** serait assez fréquente, elle pourrait être l'origine de troubles vocaux et inciter le malade à la polydypsie. On a signalé des érosions de la glotte intercartilagineuse et même de véritables ictus laryngés avec quintes de toux suivies de perte de connaissance.

La sclérose pulmonaire du sommet, indépendante de la tuberculose, a été décrite ; on a signalé également ment des *mycoses pulmonaires* telles que l'aspergillose.

Quant à la *pleurésie*, il semble qu'elle soit relativement rare, sous la forme tout au moins de pleurésie séro-fibrineuse tuberculeuse banale ; il s'agirait souvent de pleurésie sus-diaphragmatique d'origine cardiaque ; le liquide renferme du sucre.

IV. — Manifestations cardio-vasculaires.

Le pouls serait accéléré en cas de diabète consomptif. On a signalé parfois un véritable parallélisme entre l'état du pouls et l'intensité des troubles du métabolisme (Joslin).

Noorden admet l'existence fréquente dans le diabète d'une certaine « faiblesse du cœur » en rapport avec la faiblesse musculaire générale et qui s'améliorerait avec le régime anti-diabétique ; il y aurait atrophie du muscle cardiaque.

La plupart des manifestations cardio-vasculaires relèvent de deux ordres de manifestations : l'hypertension artérielle et l'artério-sclérose.

L'hypertension artérielle est loin d'être la règle, comme on le pensait autrefois, dans le diabète. Nous avons montré avec notre élève Coader qu'il faut distinguer les cas ou l'hypertension artérielle se manifeste concurremment avec des signes de néphrite chronique et d'autre part ceux où elle en est indépendante. La tension artérielle suit alors assez souvent les fluctuations de la glycosurie s'élevant ou s'abaissant lorsque le taux de sucre urinaire s'élève ou s'abaisse. Lorsque l'hypertension artérielle reste fixe et indépendante de la quantité de sucre excrété, le pronostic semble plus réservé.

L'artériosclérose est fréquente chez les diabétiques, mais doit-on admettre qu'elle est créée par le diabète, que celui-ci détermine par lui-même les altérations scléreuses ou athéromateuses des artères? Le diabète à lui seul est peut-être incapable de causer ces lésions ; il semble tout au moins y prédisposer. Que les diabétiques âgés soient artérioscléreux, le fait s'explique assez facilement, étant donnée la fréquence des altérations vasculaires à une certaine époque de la vie ; mais où le rôle du diabète devient plus net, c'est dans le cas d'artériosclérose des jeunes sujets. Nous serions assez tentés d'admettre l'influence de la dyscrasie sanguine ou du trouble nutritif sur l'état des tuniques vasculaires.

Il semble donc qu'on puisse conclure que, d'une part, l'artériosclérose préexistante peut influer sur l'éclosion du diabète, et d'autre part, que le diabète constitué peut favoriser le développement des lésions vasculaires.

Un fait clinique subsiste : c'est la fréquence des manifestations de l'artériosclérose et de l'athérome chez les diabétiques.

V. — Manifestations rénales.

Albuminurie et néphrite chronique. — A côté de l'albuminurie relevant d'une néphrite chronique, nous devons décrire une albuminurie diabétique proprement dite.

Depuis longtemps on s'était aperçu que chez les diabétiques, l'albuminurie était parfois moins grave que chez le sujet non glycosurique. « L'albuminurie des glycosuriques, écrit Bouchardat, quoique constituant une complication toujours très fâcheuse, est moins redoutable que l'albuminurie isolée. »

Au point de vue clinique on peut décrire plusieurs variétés d'albuminurie.

A. L'ALBUMINURIE EST INFLUENCÉE PAR L'ALIMENTATION.

a. **Albuminurie alternante.** — On a décrit des observations de diabète où l'alimentation par la viande faisait augmenter l'albuminurie et disparaître la glyco-surie, celle par les féculents ayant l'effet inverse; l'albuminurie est alors rythmée par l'alimentation.

b. **Albuminurie par le blanc d'œuf.** — L'albuminurie survient après l'absorption d'œufs (Schmitz). Ces cas sont en réalité très rares; ils dénotent, comme chez l'individu non diabétique, une débilité rénale latente (Castaigne et Rathery).

B. L'ALBUMINURIE EST INFLUENCÉE PAR LE TRAITEMENT ANTIDIABÉTIQUE. Dans le plus grand nombre des cas, l'albuminurie disparaît, en même temps que la glycosurie sous l'influence du régime antidiabétique. Ces cas sont de beaucoup les plus nombreux.

C. Chez d'autres il s'agit d'un véritable DIABÈTE ALTERNANT d'origine nerveuse (J. Teissier, Lépine) l'albuminurie avec oligurie faisant place à la polyurie avec glycosurie.

D. D'autres albuminuries sont INTERMITTENTES, IRRÉ-GULIÈRES, sans causes; apparaissant et disparaissant sans raison et sans qu'il y ait, dans ces phénomènes, un rapport direct avec la glycosurie.

Valeur pathogénique. — Il faut différencier avec grand soin, l'albuminurie relevant d'une néphrite chronique de celle secondaire aux seuls troubles nutritifs propres au diabète.

LA NÉPHRITE CHRONIQUE peut être causée par une complication (goutte — infection — sclérose cardio-artérielle). Mais il n'est pas illogique de penser que les troubles nutritifs, de par les phénomènes d'auto-intoxication qu'ils déterminent, arrivent à la longue à déterminer des altérations rénales. Les phénomènes d'excitations sécrétoires, survenant au niveau du rein par l'élimination constante de grandes quantités de sucre, peuvent provoquer des lésions rénales comme nous l'avons montré expérimentalement avec André Mayer.

Le rein joue certainement un rôle important dans le diabète ; nous avons déjà étudié les variations du seuil du glucose. On décrit un véritable *diabète rénal* dans lequel la glycosurie existe sans hyperglycémie. Par contre, il peut arriver que les lésions rénales bloquent plus ou moins le rein et entravent ainsi l'excrétion du glucose ; on s'expliquerait de la sorte les albuminuries terminales du diabète, la glycosurie disparaissant pour faire place à de l'albuminurie et à tous les signes de la néphrite chronique avec hyperglycémie. Nous avons montré l'importance de la glycémie sucre libre et sucre protéidique au cours des néphrites chroniques.

Il est intéressant de noter que la constante uréo-sécrétoire d'Ambard recherchée systématiquement chez les diabétiques nous a assez souvent montré des chiffres supérieurs à la normale 0,05-0,04 (au lieu de 0,07) lorsque le rein n'est pas altéré.

L'ALBUMINURIE RELEVANT DES SEULS TROUBLES NUTRITIFS a suscité un grand nombre d'hypothèses pathogéniques. Il s'agirait ici d'une véritable albuminurie fonctionnelle, relevant ou bien d'un trouble fonctionnel de l'épithélium rénal (?), ou bien de troubles hépatiques, gastriques, intestinaux, ou bien d'une lésion minime de l'organe, essentiellement réparable, provoquée par l'excrétion du sucre ou bien enfin de trouble de la nutrition générale (phosphaturie, déminéralisation exagérée, désassimilation précoce des tissus, etc.). Lancereaux pense qu'il faut faire intervenir un trouble bulbaire et donne à ces cas le nom de diabète albumineux.

B. Teissier et J. Teissier, étudiant les cas d'albuminuries phosphaturiques des diabétiques, pensent qu'il existe un processus bulbaire ou hépatique qui est lui-même sous la dépendance d'un trouble humoral (oxalémie par exemple).

Nous estimons que l'albuminurie diabétique, dont la forme la plus typique est celle disparaissant sous l'influence du régime antidiabétique en même temps que le sucre lui-même, relève le plus souvent d'un trouble nutritif, trouble dyspeptique, trouble hépatique, etc. ; sous cette influence, le rein, *légèrement lésé*, laisse passer l'albumine ; si un régime approprié intervient, en même temps que le trouble nutritif s'améliore, l'albuminurie disparaît comme la lésion rénale elle-même ; c'est le processus habituel que l'on retrouve dans les albuminuries dites fonctionnelles. Si, au contraire, le traitement n'intervient pas, ou s'il est impuissant à faire disparaître la glycémie et la glycosurie, la lésion rénale s'aggravera et finira par évoluer vers la néphrite chronique définitive ; ainsi s'expliqueront ces cas d'albuminuries bénignes chez les diabétiques simples et traités, et ceux d'albuminuries graves chez les diabétiques consomptifs ou simples non traités.

Nous croyons que si, cliniquement, la différence entre ces deux variétés d'albuminurie doit être conservée ; au point de vue pathogénique, celles-ci ne représentent souvent qu'une variété d'évolution du même symptôme.

Nous dirons donc que l'albuminurie est toujours d'un *pronostic réservé* chez le diabétique, mais que, lorsqu'elle est intermittente, facilement influencée par le traitement antidiabétique mis en jeu, elle n'aggrave pas le pronostic ; il en est tout autrement dans le cas contraire ; la quantité d'albumine n'a pas en elle-même de valeur réelle à ce point de vue, des doses notables pouvant relever d'une atteinte minime et passagère de l'organe, un louche à peine marqué dépendant souvent d'une néphrite chronique définitivement constituée.

La phosphaturie a été maintes fois signalée (Bouchard, 27 fois sur 100).

J. Teissier décrit :

a. La *phosphaturie relative* accompagnant surtout le *diabète simple* : les éliminations quotidiennes de P^2O^5 « varient souvent de 4 à 6 grammes et même au-dessus », ce qui fait 60 à 100 milligrammes par kilogramme.

Chez de tels sujets, l'oxalémie est constante, l'*oxalurie certaine* ; il existerait des rapports intimes entre l'oxalémie et la glycémie.

On constate souvent de l'hypertrophie du foie dans ces cas.

b. La *phosphaturie* alternant avec la glycosurie. C'est le diabète alternant de B. Teissier.

c. *La phosphaturie substitutive de la glycosurie*. Le professeur Teissier pense que sous l'influence d'un trouble plus ou moins durable dans les mutations organiques, une molécule de glycose est susceptible de se transformer en deux molécules d'acide lactique et « que l'acide lactique développé par dédoublement de la glycose est capable de soustraire une certaine quantité de chaux aux phosphates tricalciques de l'organisme et de les transformer en phosphates solubles prêts à être éliminés ».

Dans la plupart des diabètes en voie d'évolution vers la tuberculose, on verrait survenir la phosphaturie.

VI. — Manifestations génitales.

Nous les étudierons chez l'homme et chez la femme.

Chez l'homme. — *Impuissance.* — L'impuissance

est souvent un des premiers symptômes qui attirent l'attention du malade; il manque rarement dans le diabète consomptif, mais dans le diabète simple il est fréquent de le voir s'atténuer ou disparaître en même temps que la glycosurie.

On a décrit parfois de l'atrophie des testicules, des lésions de la glande interstitielle; d'autres fois, bien que le sujet ait été impuissant durant sa vie, on peut constater dans l'organe des spermatozoïdes parfaitement mobiles (Griesinger). A cette question de l'impuissance des diabétiques se rattache celle du mariage. Lépine le déconseille d'une façon générale, sauf dans les cas légers. Noorden l'interdit lorsque les symptômes ont fait leur apparition avant trente-cinq ans. De plus, il ne le permet dans ce dernier cas que lorsque le sujet peut assimiler d'une façon constante un minimum de 150 grammes de pain ordinaire par jour; le sujet doit être mis au moins un an en observation, auparavant.

Diabétides génitales. — Nous avons indiqué déjà l'existence du prurit; on peut constater, soit de la rougeur érythémateuse du méat avec parfois de petites érosions, soit de l'eczéma de l'extrémité antérieure du prépuce amenant du phimosis. Ce phimosis aigu, qui ne doit pas être opéré dès son apparition en dehors de tout traitement diététique, peut donner lieu soit à de la gangrène, soit à une transformation cicatricielle de l'anneau préputial, d'où parfois une gêne dans l'émission des urines.

Le gland peut lui-même être atteint soit de lésions aiguës, soit secondairement de sclérose cicatricielle.

Enfin on a signalé (Naunyn) une uréthrite diabétique avec écoulement ressemblant à un écoulement gono-coccique.

L'hydrocèle chez les diabétiques est peut-être affaire

de pure coïncidence. Son liquide est sucré, comme nous avons pu nous en rendre compte dans un cas.

L'orchite a été notée par Frerichs; il s'agit peut-être de pure coïncidence. Ses relations avec le diabète n'ont rien de certain.

2° **Chez la femme.** — *Conception.* — La stérilité est fréquente chez les diabétiques; elle n'est pas constante.

Si la grossesse survient, différentes éventualités peuvent se produire. En ce qui concerne l'enfant, la grossesse peut venir à terme; le plus souvent, la femme avorte au quatrième ou cinquième mois[1].

En ce qui concerne la femme, il faut distinguer des accidents immédiats et des accidents éloignés. Comme accident immédiat, nous signalerons la mort dans le coma ou le collapsus dans les quelques jours qui suivent l'accouchement. L'obésité serait un facteur important dans la production d'acidose (Cron). Comme accident éloigné, nous noterons l'aggravation du diabète. Certaines femmes ne présentent des signes de diabète que pendant leur grossesse; nous avons vu qu'on devait distinguer du diabète vrai la glycosurie et la lactosurie de la femme enceinte et de la mère qui allaite son enfant.

La conclusion de ces faits, c'est que le mariage doit être déconseillé d'une façon générale à la diabétique.

Menstruation. — Les troubles menstruels sont inconstants; si l'aménorrhée est fréquemment constatée, on a pu voir des femmes atteintes de diabète consomptif (Seegen) conserver des règles normales jusqu'à leur mort.

1. R. S. Cron estime que les enfants issus de femmes diabétiques viennent mort-nés ou succombent quelques jours après la naissance dans 50 pour 100 des cas.

Métrite du col. — Celle-ci peut se compliquer de métrorragies.

Diabétides génitales. — En dehors du prurit vulvaire, nous signalerons les lésions de l'eczéma aigu et chronique avec état lichénoïde de la peau, ou bien état syphiloïde; les grandes lèvres sont hypertrophiées, l'eczéma gagne les cuisses, le bas-ventre; une odeur nauséabonde se dégage; on constate à la surface des muqueuses un enduit blanchâtre où pullulent des champignons; les lésions qui résistent à tout traitement disparaissent très rapidement dans le diabète simple, devenu aglycosurique par un régime approprié.

On a signalé également le développement de papillomes et d'épithéliomes.

VII.—Manifestations osseuses et musculaires.

Lépine insiste sur la raréfaction du tissu osseux et la fragilité des os chez les sujets acétonémiques.

Quant aux muscles, ils ont tendance à s'atrophier et sont parfois le siège de collections purulentes. La *sensation de fatigue* si fréquente chez les diabétiques tiendrait pour certains auteurs à une altération du muscle, pour d'autres elle relèverait de lésions nerveuses; nous l'étudierons en exposant les manifestations nerveuses.

VIII. — Manifestations nerveuses.

Les déterminations nerveuses sont fréquentes et nombreuses au cours du diabète. Les petits accidents nerveux sont souvent les premiers signes révélateurs de la maladie; ils présentent donc pour le médecin un intérêt tout particulier, ils semblent fréquents au cours du diabète simple.

Ces manifestations frappent les diverses parties du système nerveux : système nerveux périphérique, système sensoriel, cerveau, moelle.

A.— *Manifestations nerveuses périphériques.*

1° **Accidents moteurs.** — *Affaiblissement musculaire et asthénie.* — Le diabétique ressent d'une façon presque constante de la courbature, du brisement général. « Le malade se replie, rentre en lui-même » (Vergely). Cette sensation de lassitude, de fatigue au moindre effort est surtout marquée aux membres *inférieurs* (les diabétiques ont une marche lente, embarrassée); elle s'étend aux épaules, aux lombes; le lumbago diabétique a été signalé par Marchal de Calvi et Billard.

Vergely a noté l'allure paroxystique que revêt dans certains cas cette asthénie. Brusquement le malade ressent une fatigue intense, douloureuse, sans qu'il ait fait le moindre effort pour la provoquer; cette fatigue est accompagnée d'une sensation d'élancement extrêmement pénible dans tous les muscles du corps et oblige les malades à prendre la position horizontale. « Le malade se couche où il se trouve ». Ce phénomène se produit souvent quelques heures après le repas.

CRAMPES. — C'est un signe fréquent; il apparaît à la fin de la nuit, au petit jour et réveille le malade (Vergely); les crampes siègent presque uniquement dans les membres inférieurs, au niveau du mollet; elles sont parfois très douloureuses et très tenaces.

TICS, MOUVEMENTS SPASMODIQUES. — Nous signalerons le *hoquet*, les *tics de la face*, le *tremblement*.

PARALYSIES. — Nous distinguerons, avec Ingelrans, les mononévrites et les polynévrites.

MONONÉVRITES. — Ces névrites s'accompagnent d'atrophies musculaires. « Ce qui caractérise ces atrophies musculaires diabétiques, écrit Vergely, c'est leur limitation, leur manque absolu de tendance à la généralisation ; les muscles innervés par un nerf particulier sont atteints, dépérissent et s'atrophient ; c'est tout. »

Le siège de ces mononévrites est très variable ; c'est le sciatique ou une de ses branches, le crural, l'obturateur, le cubital, le médian, le plexus brachial.

Nous retiendrons surtout deux variétés de paralysie : la paralysie faciale et la paralysie des muscles moteurs du globe oculaire.

Paralysie faciale. — Cette paralysie faciale se distinguerait, pour Naunyn, des paralysies des muscles des membres, en ce qu'elle arrive souvent *subitement* et *sans névralgie antérieure*, qu'elle *guérit plus facilement* en quelques semaines ; ces caractères sont loin d'être constants, particulièrement la rapide curabilité. La paralysie affecte le type de paralysie périphérique (Grégoire) totale ou partielle.

Paralysie des nerfs moteurs oculaires. — C'est la plus fréquente des paralysies diabétiques ; le plus souvent, c'est la sixième paire qui est atteinte (45 cas sur 74), puis la troisième (17 cas), enfin la quatrième (6 cas) ; parfois enfin il peut s'agir d'ophtalmoplégie externe. Dieulafoy, qui a fait une étude détaillée de ces paralysies, insiste sur la fréquence de l'atteinte de la sixième paire, et, pour lui comme pour Vergely, toute paralysie isolée de la sixième paire doit faire songer au diabète. La paralysie débute *subitement* ; elle est souvent précédée de *douleurs névralgiques* à la région temporale ou péri-orbitaire ; elle évolue en général *rapidement* et se termine fréquemment par la *guérison*, sans laisser de traces ; son pronostic serait donc, pour Dieulafoy, tout spécialement bénin. Ces paralysies relèvent-elles de névrites périphériques ? Vergely, Berger l'admettent pour un certain groupe d'entre elles; Dieulafoy pense qu'elles sont toutes d'origine bulbaire.

Polynévrites. — Leyden, qui a étudié ces paralysies, décrit une polynévrite hyperesthésique, une polynévrite amyotrophique et une polynévrite à forme pseudo-tabétique ; ces polynévrites sont ordinairement *symétriques*.

Les *membres supérieurs* sont rarement atteints ; on a alors le tableau du type Aran-Duchenne ou du type antibrachial.

Les *membres inférieurs* sont plus fréquemment le siège des paralysies, encore que la complication ne soit pas très fréquente ; le tableau clinique ressemble assez à celui de la paralysie alcoolique ; Sicard admet que la véritable paraplégie diabétique est flaccide et ne s'accompagne pas de lymphocytose rachidienne ; elle diffère de la paraplégie spasmodique qui n'est qu'une complication « paradiabétique ». Cette paralysie rétrocède rarement ; nous verrons le fait se rencontrer également pour certains troubles sensitifs, et ce serait une erreur de croire que la disparition de la glycosurie amène forcément la disparition des accidents comme dans les complications habituelles du diabète. Claude insiste sur la fréquence des troubles de la sensibilité : hyperesthésie cutanée, anesthésie aux divers modes, parfois thermo-anesthésie, troubles de la sensibilité profonde, douleur à la pression des muscles et des nerfs, douleurs spontanées à type fulgurant ; l'hypotonicité est très marquée.

Nous ne nous occuperons pas ici du pseudo-tabes diabétique relevant d'une polynévrite également ; nous l'étudierons plus loin.

2° *Accidents sensitifs*. ANESTHÉSIES. — L'anesthésie sous toutes ses formes est fréquente : les diabétiques ont « perdu la finesse de la sensibilité » (Vergely).

L'anesthésie peut être *complète*, absolue ; elle n'est du reste jamais généralisée ; elle peut se limiter à la zone de distribution d'un nerf (trijumeau, Marchal de Calvi). Mais le plus souvent elle affecte la forme en *plaques* irrégulièrement disséminées ; elle siège souvent aux membres inférieurs, parfois aux organes génitaux. Quand elle occupe la région plantaire, elle peut déterminer des troubles de la marche (Fremont).

L'anesthésie est en général *incomplète*, n'affectant parfois qu'un des modes de la sensibilité ; l'analgésie est la plus fréquente ; Vergely a signalé l'existence d'une véritable dissociation syringomyélique : analgésie complète, thermo-anesthésie absolue ; seul le contact est perçu.

HYPERESTHÉSIE. — Elle est moins fréquente ; elle peut survenir comme phénomène initial ; elle s'observe sous forme de plaques, et n'a pas de prédilection pour les membres inférieurs.

DYSESTHÉSIES. — On peut ranger dans ce groupe les démangeaisons, la cryesthésie, etc.

SENSIBILITÉ PROFONDE. — La perte des sensibilités viscérales profondes (épigastrique, trachéale, testiculaire) ne s'observerait pas, pour Pitres, au cours du diabète ; par contre, on peut, bien que rarement, constater la perte des attitudes segmentaires, la perte de notion de position, de poids, etc.

Nous avons déjà signalé les douleurs musculaires spontanées et à la pression, la douleur provoquée des troncs nerveux, etc.

NÉVRALGIES. — Les névralgies sont une complication *fréquente* du diabète ; elles présentent les caractères suivants pour Worms : « Elles sont *symétriques*, extrêmement *douloureuses*, résistent à toutes les médications ordinaires des *névralgies*, *s'aggravant*, et *s'atténuant* parallèlement à la glycémie » On peut ajouter à ces caractères qu'elles sont souvent accompagnées de troubles *vaso-moteurs* (Berger), et qu'elles se limitent habituellement aux *parties périphériques des nerfs* (Rosenstein). Claude a récemment insisté sur la marche lente et progressive des accidents, entrecoupée de périodes d'exacerbation et d'accalmie relative. Les caractères précédents ne sont cependant pas constants ; *la ténacité*, *l'intensité* des douleurs sont des signes qui font rarement défaut ; par contre, les névralgies ne sont pas toujours symétriques (Hardy), et surtout (Raymond, Plicque) elles sont loin d'être toujours modifiées par le *régime antidiabétique*.

Le siège de ces névralgies est variable ; nous signalerons surtout la *névralgie intercostale* et la *sciatique*; puis celle des *trijumeaux* (Charcot), du *cubital* (von Ziemssen).

Peter a décrit la névralgie du pneumogastrique : « les malades avaient des sensations de cordes douloureuses le long du cou et des points névralgiques douloureux au niveau des trous de conjugaison des premières racines cervicales droites ». Certaines douleurs gastralgiques, certaines crises d'angor pectoris pourraient relever d'une névralgie ou d'une névrite du vague.

Pitres a relaté un cas de névralgie testiculaire double.

On peut rapprocher des douleurs névralgiques les *douleurs fulgurantes* (Raymond et Oulmont) se produisant sous forme de séries de douleurs rapides, fugaces, surtout au niveau des *membres inférieurs*, parfois en ceinture (Charcot), parfois enfin sous forme de crises gastralgiques (Lécorché, Grube).

Existe-t-il de la névralgie ou de la névrite? Il est bien difficile de l'affirmer cliniquement. On pensera plutôt à la seconde lorsqu'on notera des symptômes d'anesthésie, de parésie, des troubles trophiques.

3° **Troubles des réflexes.** — Bouchard a signalé la disparition fréquente du réflexe *rotulien* au cours du diabète; certains auteurs ont considéré cette disparition comme propre aux formes graves (Marie et Guinon, Vergely). On avait même (Reynier, Berger) donné ce symptôme comme une contre-indication très nette à tout acte opératoire. Il semble bien (Rosenstein, Pitres), que ce signe n'ait pas la valeur pronostique qu'on a voulu lui donner; certaines formes graves du diabète ne le présentent pas; d'autre part, la disparition du réflexe rotulien est souvent intermittente (Marinesco); parfois, pour Dreyfous, le réflexe rotulien pourrait être exagéré. D'une façon générale on peut admettre cependant que la disparition des réflexes est souvent d'un pronostic réservé, sans qu'on puisse donner à cette constatation une valeur absolue. A côté des troubles du réflexe rotulien, on peut signaler ceux des autres réflexes tendineux, des réflexes cutanés, des réflexes pupillaires à la lumière; ces derniers sont tout particulièrement rares.

4° **Troubles vaso-moteurs.** — Nous pouvons noter la raie méningitique, les plaques d'urticaire, les sueurs profuses (très rares), les œdèmes, les sensations de froid, le doigt mort.

5° **Troubles trophiques.** — Les TROUBLES TROPHIQUES CUTANÉS sont assez fréquents; nous avons déjà insisté sur la fragilité de la peau des diabétiques et son altération au moindre traumatisme. Signalons l'ichthyose, qui est rare, la sécheresse de la peau des orteils (Pitres), les atrophies localisées de la peau (Leudet), le glossy-skin, le zona.

Les TROUBLES PILAIRES seraient souvent observés, notamment la calvitie; l'hypertrichose relèverait de troubles portant sur les glandes vasculaires sanguines.

Les LÉSIONS UNGUÉALES sont plus intéressantes. Les ongles peuvent devenir friables, s'écailler, être plus cassants qu'à l'ordinaire (Vergely). D'autres fois, c'est la *chute spontanée* des ongles des mains et des pieds se faisant sans douleur, ni rougeur, ni inflammation. Enfin, dans une troisième catégorie de faits, il existe une altération de la matrice de l'ongle ou péri-onyxis; le malade se plaint pendant deux ou trois ans de douleurs assez intenses au niveau du pourtour de l'ongle; on voit ensuite se former à ce niveau des ulcérations, parfois des hémorragies qui décollent l'ongle, ou bien provoquent secondairement, la rétraction de la peau.

La RÉTRACTION DE L'APONÉVROSE PALMAIRE se rencontre souvent chez les diabétiques; l'intensité de la rétraction paraît être quelquefois en rapport avec le taux de la glycosurie.

Le MAL PERFORANT a été signalé au cours du diabète et plus spécialement chez l'homme. Pour Vergely, il n'affecte pas de caractère particulier. Indolore, il évolue très lentement; la guérison surviendrait au bout de trois à cinq mois et même plus. Parfois celle-ci serait entravée par la venue de petites plaques de grangrène disséminées sur le pied. Naunyn assigne au mal perforant diabétique des caractères spéciaux : il ne siège souvent pas à sa place habituelle (gros orteil, articulation métatarso-phalangienne); il peut être superficiel et guérir rapidement, ou bien, au contraire, pénétrer profondément jusqu'à l'os et ouvrir l'articulation métatarso-phalangienne ; il a peu de tendance à s'étendre en surface ; l'anesthésie autour de la plaie est absolue, mais ce caractère, inconstant du reste, n'a rien de spécial. Parfois, autour de l'ulcération, se produit soit de l'œdème, soit un véritable phlegmon avec gangrène consécutive, mais le fait est rare.

LA GANGRÈNE. — Nous l'étudierons plus loin ; nous signalerons seulement la *gangrène symétrique des extrémités* et le syndrome de Raynaud.

6° *Troubles sensoriels*. — A. ACCIDENTS OCULAIRES. — Les complications oculaires sont à ce point fréquentes chez les diabétiques que bien souvent c'est l'ophtalmologiste qui fait le premier le diagnostic du syndrome.

Nous signalerons seulement, la conjonctivite, la keratite, l'iritis bilatérale. La venue soudaine à l'âge de 50 ans d'une myopie tardive ou bien autre contraire celle d'une presbytie précoce feront songer au diabète.

Nous insisterons par contre sur trois manifestations : *l'amblyopie*, la *cataracte* et le *glaucome*.

Amblyopie légère. — Elle ne s'accompagne pas de lésions bien nettes appréciables à l'ophtalmoscope. Elle consiste dans une vision trouble, amoindrie ; les malades ont comme un brouillard devant les yeux, surtout perceptible pendant qu'ils lisent.

Cette amblyopie a un début brusque. Les troubles sont essentiellement mobiles et suivent la marche de la glycosurie, disparaissant avec elle. Lécorché a même vu la vision se troubler à un haut point après les repas, lorsque l'urine renfermait davantage de sucre, et s'éclaircir aux autres moments de la journée. On a signalé parfois de la photophobie, des scotomes et du rétrécissement du champ visuel (Parinaud).

Ces troubles peuvent survenir au début même de la maladie ; d'autres fois, ils n'apparaissent qu'au bout de plusieurs années d'un diabète prononcé. Cependant, on peut admettre en général, avec Bouchardat, que : « l'amblyopie légère et passagère apparaît très généralement aux premières périodes de la maladie. Les amblyopies tardives sont ordinairement graves et persistantes ».

Il n'existe à l'ophtalmoscope qu'une légère congestion du fond de l'œil et de la pupille.

Cette amblyopie *relèverait* surtout de *parésies accommodatives*.

L'asthénopie accommodative a été bien étudiée par Panas ; la parésie de l'accommodation existe à l'état isolé ou bien se lie à la mydriase suivant que la paralysie du muscle ciliaire se montre seule ou qu'elle s'accompagne de la paralysie du muscle constricteur de la pupille ; ce dernier cas serait le plus fréquent ; il y a parésie, beaucoup plutôt que paralysie.

Amblyopie grave. — L'amblyopie grave, ordinairement bilatérale, appartient surtout aux diabètes avec forte glycosurie et de longue durée ; cette complication est loin d'être fréquente. La vue s'amoindrit peu à peu ; la lecture, la marche deviennent difficiles. Parfois surviennent de la dyschromatopsie, de la diplopie, de l'hémiopie et enfin de l'amaurose ; celle-ci serait rarement absolue. Le pronostic est ici beaucoup plus réservé.

Lécorché distingue :

a) L'amblyopie relevant d'*hémorragies de la rétine* constatables à l'ophtalmoscope, les hémorragies se présentent soit sous forme de points ou de flammèches, soit sous celle de petites taches rapprochées autour de la macula. L'amblyopie survient brusquement. Quand les hémorragies sont légères et ne récidivent pas, la vision peut reprendre peu à peu son acuité.

Rochon-Duvignaud et Onfray admettent que 20 p. 100 des rétinites diabétiques relèvent du seul diabète, 50 p. 100 sont sous la dépendance d'une hypertension artérielle marquée, 25 p. 100 se rencontrent chez des azotémiques. Le pronostic vital est beaucoup plus sombre dans le cas de rétinite albuminurique; par contre, le pronostic visuel est plus immédiatement grave chez le diabétique.

A côté des taches hémorragiques, on pourrait constater des taches blanches semblables à celles de la rétinite albuminurique; ces taches pourraient exister en l'absence d'albumine urinaire; il s'agirait là de rétino-choroïdite.

b) L'amblyopie par atrophie de la papille et névrite optique. — Elle serait moins fréquente que la forme précédente.

La névrite optique totale est rare, la névrite partielle l'est moins; on constaterait alors des scotomes centraux; dans cette dernière variété, le pronostic semble moins grave; on pourrait noter des améliorations avec le régime.

Cataracte, — C'est la plus fréquente des complications oculaires.

De Lapersonne et Vinsonneau divisent la cataracte des diabétiques en trois variétés :

a) *Cataracte des jeunes sujets*, à évolution très rapide, présentant une teinte bleuâtre caractéristique; le pronostic est toujours très grave.

b) *Cataracte des vieillards.* Elle relève souvent d'autres causes que le diabète. C'est une cataracte nucléaire sénile à noyau dur.

c) Cataracte des adultes. Elle survient surtout mais non exclusivement dans les diabètes à forte glycosurie ; elle n'est pas toujours une complication tardive, comme le voulait Lécorché ; elle peut apparaître dès le début de la maladie.

Caractères généraux. — La cataracte diabétique a une physionomie assez spéciale.

a) Elle est habituellement *bilatérale.*

b) C'est une cataracte *demi-molle, volumineuse.*

c) Elle a une évolution *très rapide* ; elle envahit brusquement l'œil, et en quelques jours l'opacité pourrait être complète. Cette rapidité d'évolution, rapportée par beaucoup d'auteurs, tient peut-être en partie à ce que la lésion est restée longtemps latente.

d) Elle est souvent précédée de *névralgies temporales* ou sus-orbitaires, de céphalalgie.

e) On constate des lésions de l'*iris* et de la *cristalloïde* (Kamocki, Becker) ; infiltration œdémateuse de la couche pigmentée de la surface postérieure de l'iris, friabilité du ligament suspenseur et de la membrane hyaloïdienne, altérations profondes de l'épithélium cristalloïdien.

Il est fréquent de retrouver des lésions de la rétine, ce qui aggrave le pronostic.

Pronostic. — Le pronostic est toujours sérieux, parce qu'à certains aléas opératoires s'ajoute la possibilité de perte de l'acuité visuelle par lésions chorio-rétiniennes.

Chez les jeunes gens, le pronostic s'aggrave encore de ce fait que cette complication indique toujours une forme *très sérieuse* de la maladie. Seegen a rapporté deux cas où un traitement antidiabétique aurait amené une diminution notable de l'opacité cristallinienne.

De Lapersonne conseille l'opération en cas de

cataracte des adultes, après avoir fait suivre un traitement antidiabétique ; il préconise l'iridectomie prémonitoire. En cas de diabète consomptif, de diabète infantile, il déconseille l'intervention.

Les complications opératoires sont d'une part *immédiates* : la lenteur de la cicatrisation, la suppuration de la plaie, la cataracte secondaire et surtout le coma diabétique ; d'autre part *tardives* : ce sont des complications locales : glaucome et hémorragies rétiniennes, et générales : congestion pulmonaire et *psychoses* post-opératoires.

B. TROUBLES DE L'OUÏE. — Sénator signale la *surdité* ou l'affaiblissement de l'ouïe ; d'autres fois, ce sont des bourdonnements d'oreille, des vertiges.

L'otite moyenne se présenterait avec les caractères suivants : la tendance à la suppuration profuse, aux hémorragies et à l'atteinte de la mastoïde ; elle pourrait se compliquer de phlébite des sinus.

C. TROUBLES DE L'ODORAT. — Lécorché prétend que l'anosmie est fréquente ; pour Mary, on constaterait souvent de la perversion de l'olfaction.

D. TROUBLES DU GOÛT. — On a signalé l'agueusie.

B. Accidents cérébraux.

Nous ne rapporterons ici que ceux relevant du diabète proprement dit, et dont un des caractères principaux est d'être influencés par les mêmes agents qui agissent sur la glycosurie.

1° TROUBLES PSYCHIQUES.

Narcolepsie. — La narcolepsie est presque un symptôme du diabète, tellement l'accident est fréquemment constaté. C'est souvent après les repas qu'il est le plus marqué ; parfois cette narcolepsie est telle que le malade peut être pris à table d'accès de sommeil soudain et incoercible (Ballet); il s'agit là d'une véritable forme paroxystique (Landouzy, Ballet, Dufossé, Chauffard).

On a parfois au contraire signalé de l'insomnie avec accès de céphalalgie ou même de migraine.

Amnésie. — Les troubles de la mémoire ont été signalés par Seegen et Bouchardat; ce dernier a montré qu'ils pouvaient être parfois très accusés et qu'ils disparaissaient rapidement lorsque la glycosurie disparaissait elle-même.

Apathie. — L'indolence, l'inaptitude au travail physique et intellectuel, l'absence de volonté, l'insouciance pour tout ce qui les entoure, « l'apathie béate » (Lasègue), sont souvent constatées chez les diabétiques; on a noté leur indifférence à l'égard de leur impuissance génitale.

Changement de caractère. — La tendance aux accès de colère, l'irritabilité ont été retrouvées; Mary, Fassy insistent sur l'égoïsme particulier aux diabétiques. Les changements brusques de caractère surviennent quelquefois peu de temps avant l'apparition du coma.

Mélancolie et hypochondrie. — Les diabétiques sont souvent tristes, découragés. Sur ce fond de dépression mentale peuvent se greffer, parfois par intermittences, des symptômes délirants de nature mélancolique ou hypochondriaque, parmi lesquels les idées de suicide sont fréquentes.

Les troubles mentaux graves sont en réalité rares (Lépine).

La neurasthénie a été signalée au cours du diabète. Von Noorden a longuement insisté sur la neurasthénie diabétique. Il considère que de multiples causes favorisent son développement : crainte de la maladie et de ses suites, que le malade connaît plus ou moins bien au moyen de livres de vulgarisation ou de conversations mondaines ; crainte du régime et des difficultés, qu'il juge insurmontables, à le suivre ; crainte des effets resultant d'infractions à ce régime ; enfin fatigue générale, difficulté pour tout effort physique si fréquente chez le diabétique.

Apoplexie. — La perte de connaissance subite, très courte, récidivante, doit être distinguée du véritable « coma diabétique ».

Etat de shock. — L'état de shock est un incident grave chez les diabétiques : qu'il s'agisse d'un shock traumatique ou psychique. D'où la règle prophylactique d'éviter aux diabétiques toute émotion violente, tout excès de fatigue intellectuelle, toute intervention chirurgicale qui n'est pas indispensable. Celle-ci peut du reste être tentée, quand l'état du malade l'exige impérieusement ; en ayant soin de faire subir au sujet une cure sérieuse pour faire disparaître son sucre, on se met en général à l'abri des accidents.

Paralysie générale. — On a décrit une paralysie générale diabétique. Dupré admet que des influences autotoxiques, comme le diabète, peuvent s'exercer sur les cerveaux prédisposés ; mais il ne conclut nullement à la nature certainement et exclusivement diabétique de quelques cas de paralysie générale. Richardière et Sicard distinguent :

1° Une pseudo-paralysie générale diabétique s'améliorant par le traitement antidiabétique, sans lymphocytose rachidienne (Sicard) ;

2° La paralysie générale vraie survenant chez un diabétique ; dans ces cas, la syphilis serait l'unique cause occasionnelle, le diabète n'agissant que « comme cause prédisposante, mais non determinante ».

2° TROUBLES MOTEURS.

Convulsions. — Celles-ci se présentent sous forme de mouvements choréiformes ou de convulsions épileptiformes.

Il peut s'agir de convulsions localisées ou généralisées. Chauffard et Rendu, M. Labbé, Guillain ont insisté récemment sur cette épilepsie diabétique, qu'on rencontre dans certains cas rares de coma. Il semble bien que, si exceptionnelle qu'elle soit, l'épilepsie se rencontre dans l'acidose. Nous avons observé avec Cambassadés et Welti un cas de coma diabétique avec acidose et crises convulsives dans lequel à l'autopsie on trouva une hémorragie méningée; il reste donc également des cas mixtes où acidose et lésions méningées se rencontrent concurremment.

Paralysies. — Les paralysies diabétiques vraies (hémiplégies) sont incomplètes, fugaces, parcellaires; les phénomènes paralytiques sont atypiques; on note assez fréquemment l'association avec des symptômes pédonculo-prétubérantiels; la perte de connaissance et l'ictus apoplectique sont exceptionnels. On constate une tendance spontanée à la guérison.

C. Accidents médullaires.

En dehors des troubles des réflexes, dont nous avons déjà parlé, nous signalerons le pseudo-tabes diabétique.

G. Guinon et Souques distinguent, en ce qui concerne la coexistence du diabète et des troubles tabétiques trois cas :

1° Association du tabes avec le diabète;

2° Le tabes se complique de glycosurie, par extension de la lésion au quatrième ventricule;

3° *Il existe un pseudo-tabes diabétique.*

Comme dans le tabes vrai, on note des douleurs fulgurantes, la perte du réflexe rotulien, le signe de Romberg, des troubles trophiques, de l'incoordination, la frigidité et l'impuissance, des phénomènes ataxiques. Mais, dans le pseudo-tabes, il n'y a pas de signe d'Argyll Robertson, pas de troubles vésicaux comme dans le tabes; le malade ne talonne pas, mais steppe; on n'observe pas de troubles des sensibilités viscérales profondes (épigastre et testicule) (Pitres); il n'y a pas de lymphocytose rachidienne (Sicard). Enfin les symptômes s'atténuent par le régime antidiabétique.

II. — Grands accidents du diabète.

Nous décrirons sous ce nom les complications qui sont la cause la plus habituelle de la mort des diabétiques.

Les unes semblent assez particulières au diabète, ce sont :

Collapsus cardiaque;

Coma diabétique;

Gangrène diabétique.

Les autres ne sont pas spéciales au diabète, mais revêtent, du fait qu'elles se développent chez les diabétiques, un cachet clinique particulier et une gravité toute spéciale.

A.—Accidents diabétiques proprement dits.

I. — Collapsus cardiaque.

Le COLLAPSUS CARDIAQUE a été confondu pendant longtemps avec le véritable coma diabétique.

Il se rencontre surtout chez les diabétiques obèses ayant dépassé la quarantaine, et dans les diabètes de longue durée.

Symptomatologie. — Les accidents peuvent se présenter sous trois aspects : petits signes prodromiques, coma cardiaque, mort subite.

Petits signes prodromiques. — On peut décrire sous ce nom les symptômes suivants : brièveté de l'haleine, palpitations, teinte cyanotique, vertiges et sifflements d'oreilles, évanouissements, faiblesse musculaire, vomissements, parfois convulsions, ou paralysies passagères. Le pouls est mou et petit, ralenti ou accéléré, le choc du cœur est à peine sensible, les bruits cardiaques faibles, le premier bruit à la pointe, sourd et mal frappé ; on ne note pas de souffle orificiel. La faiblesse générale est très marquée et le moindre effort exagère les symptômes précédents.

En présence de semblables accidents, l'indication formelle est le *repos horizontal absolu avec « défense même de lever la tête »*.

Coma cardiaque. — A la suite d'une fatigue, d'un effort, le malade, qui présentait les signes prodromiques précédents plus ou moins accusés, est pris d'une sensation de faiblesse extrême ; la dyspnée est très marquée ; les vertiges, les nausées surviennent ; la cyanose se généralise ; le pouls est petit, filiforme, la température basse. L'état d'anéantissement général, de somnolence avec conservation de l'intelligence, fait finalement place au coma et à la mort. Dans les urines, *on ne constate ni acétone, ni réaction de Gerhardt* ; l'examen du cœur dénote une augmentation de la matité cardiaque et un assourdissement extrême des bruits. Parfois, sous l'influence de la digitaline, de l'ovabaïne, le malade peut être tiré de son assoupissement et guérir, mais le fait est relativement rare. A l'autopsie, on constate de la dégénérescence graisseuse du myocarde.

On différenciera facilement ce coma cardiaque du véritable coma diabétique par l'absence de corps acétoniques dans l'urine et la marche de l'affection. L. Blum pense que certaines formes de coma acétonémique peuvent se présenter cliniquement sous l'aspect du coma cardiaque.

Mort subite. — Le diabétique est pris brusquement d'une syncope, souvent après un léger effort; Gyr, qui a étudié la mort subite chez les diabétiques, considère que c'est par le cœur qu'ils succombent alors ordinairement.

II. — Coma diabétique.

Le coma diabétique doit être différencié du coma chez les diabétiques. De multiples causes peuvent amener en effet le coma au cours du diabète, et nous étudierons ces divers comas en exposant le diagnostic du coma diabétique. On doit décrire sous le nom de coma diabétique une entité clinique bien à part, ayant sa symptomatologie à elle, appartenant en propre au diabète ou tout au moins relevant immédiatement de lui.

Étiologie.

I. *Causes prédisposantes.* — Fréquence. — Le coma diabétique est une complication relativement fréquente.

On peut dire que le coma diabétique « constitue la fin ordinaire des diabètes graves ».

Age. — Il est certain que le coma survient tout particulièrement dans les diabètes atteignant l'enfant ou l'adolescent. Cela tient très probablement à ce que presque tous les diabètes infantiles sont des diabètes graves (Bouchardat), des diabètes consomptifs.

TAUX DE LA GLYCOSURIE. — On ne peut établir de rapport entre le taux de la glycosurie et la fréquence du coma. Nous avons vu des comas diabétiques survenir chez des sujets ayant à peine quelques grammes de sucre par litre.

FORMES DU DIABÈTE. — Si le taux de la glycosurie n'a aucune valeur étiologique, par contre, la forme du diabète est un facteur important; nous avons déjà insisté du reste sur ce fait qu'un diabète peut être grave avec une glycosurie faible, et léger avec un taux de sucre élevé; ce qui importe, c'est la forme clinique du diabète; le diabète *simple* se complique en effet beaucoup plus rarement de coma que le *diabète consomptif*; ce dernier, au contraire, se termine très souvent par le coma.

On s'explique que le coma puisse être le premier symptôme d'un diabète resté insoupçonné (Cyr); le plus souvent, cependant, c'est une manifestation relativement *tardive*, ou tout au moins il s'agit d'un diabète déjà reconnu; Bouchardat avait noté en effet l'aspect tout particulier que présentent les diabétiques candidats au coma; l'odeur de leur haleine est, comme nous le verrons, bien spéciale.

II. *Causes occasionnelles.* — Parfois le coma survient sans cause aucune; le plus souvent, on retrouve des causes occasionnelles. On en a signalé toute une série pouvant amener l'éclosion du coma; beaucoup de ces causes n'ont qu'une influence toute relative; certaines cependant jouent un rôle capital.

RÉGIME ALIMENTAIRE. — 1° ABUS DU RÉGIME CARNÉ. INSUFFISANCE DES FÉCULENTS DANS L'ALIMENTATION. — On a incriminé depuis longtemps le régime anti-diabétique comme pouvant être la cause de l'éclosion du coma. Pavy disait que le coma est l'aboutissant du diabète traité, comme la tuberculose est l'aboutissant du diabète grave. Le professeur Dieulafoy considère comme utile de ne jamais supprimer absolument le sucre des urines des diabétiques. *Nous ne saurions trop nous élever contre une idée aussi absolue,* tout en reconnaissant que les fautes de régime expliquent parfois l'éclosion du coma. Mais il faut différencier ici le diabète simple et le diabète consomptif et rappeler la phrase de Bouchardat : « *C'est une chose grave de priver un diabétique de féculents* ».

On doit, en établissant le régime d'un diabétique, rechercher son coefficient d'assimilation, pour les féculents; « ce coefficient connu, il faudra donner au sujet le *maximum* de féculents qu'il peut assimiler ».

S'il s'agit de *diabète simple,* le coefficient est-il très élevé, on peut presque certainement (*pas absolument cependant*) considérer le sujet comme à l'abri de la venue de l'acidose; dans le cas contraire, nous en verrons plus loin la raison, l'acidose est particulièrement à craindre.

Dans le *diabète consomptif,* non seulement le sucre provient des féculents qui ne sont pas assimilés, mais encore des substances azotées et peut-être des graisses? Dans cette forme, il *est inutile et même nuisible de supprimer les féculents.*

Si on suit les indications précédentes, il est absolument faux de dire que le régime antidiabétique par restriction des féculents est dangereux; il est également faux d'avancer qu'un diabétique ne doit jamais être rendu aglycosurique; nous verrons, en effet, que la disparition du sucre amène parfois la disparition des signes acétonémiques.

Par contre, si on néglige de donner au diabétique simple le coefficient de féculents qu'il peut assimiler, ou bien si on exclut de l'alimentation du diabétique consomptif tout hydrate de carbone, sous prétexte que la glycosurie persiste, et qu'on remplace ces féculents par une alimentation carnée trop abondante, il est certain que le coma diabétique peut survenir. L'abus du régime carné, résultant de faute grave dans l'établissement du régime du diabétique, est une cause favorisante non douteuse de l'éclosion du coma. « La modération dans la quantité des viandes ou d'autres aliments azotés est une chose de la plus grande importance », écrivait Bouchardat. Peu d'auteurs se sont élevés avec plus de force que lui contre la prétention de supprimer tout féculent de l'alimentation du diabétique; il a même montré l'importance qu'il y a à connaître, à côté du coefficient quantitatif, le coefficient qualitatif d'assimilation qui permet de donner au patient le maximum de féculents possibles. Cela n'empêche pas que, dans beaucoup de livres, on désigne le régime de Bouchardat comme le régime carné presque exclusif et comme étant la cause fréquente du coma diabétique!

Nous avons insisté sur ces faits d'hygiène alimentaire, car *ils sont pour nous de première importance dans l'étiologie du coma diabétique*; admettre d'autres conclusions que les précédentes amènerait à dénier toute importance au régime antidiabétique qui doit être considéré, au contraire, comme la plus sûre sauvegarde contre l'éclosion du coma.

Le malade atteint de diabète consomptif doit être considéré comme un organisme délicat qu'il faut manier avec prudence; c'est chez lui surtout qu'on voit survenir le coma après une cessation *intempestive* et *brusque* des féculents de l'alimentation. Il faudra, dans ce type de diabète, donner des féculents en quantité suffisante et restreindre l'alimentation carnée et peut-être graisseuse, nous reviendrons plus loin sur ce point; il faudra éviter les changements trop brusques dans l'établissement du régime. C'est pour cette raison qu'on ne mettra jamais au régime strict un sujet présentant des corps acétoniques dans les urines.

Dans le diabète simple, au contraire, on donnera au malade tous les féculents qu'il peut assimiler, mais quand ce coefficient d'assimilation est peu élevé, il sera prudent de surveiller le malade et, aux moindres petits signes prodomiques du coma, à la moindre fatigue, au moindre phénomène nerveux, au moindre trouble urinaire (réaction de Gerhardt), on redonnera des féculents, quitte à faire réapparaître momentanément la glycosurie; c'est ce que Bouchardat avait vu quand il conseillait de mettre ces malades pendant un certain temps au régime lacté, qui faisait disparaître très rapidement les signes précurseurs de la terrible complication.

2° INANITION. — Il est une deuxième faute que le médecin peut faire en établissant le régime de son malade, et qui peut être une cause provocatrice du coma : c'est l'insuffisance d'alimentation. Nous verrons que l'inanition, l'alimentation insuffisante, est une cause d'acidose. Or le diabétique n'assimilant qu'une partie des aliments qu'il ingère, peut-être en état d'insuffisance nutritive; la polyphagie du diabétique doit être souvent respectée, au moins en partie.

La cure dite de jeûne absolu n'est peut être pas sans danger à ce point de vue. S'il est exact qu'elle paraît chez certains sujets donner des résultats favorables, au moins temporairement; elle est parfois néfaste chez d'autres. Nous avons vu la cure de jeûne déterminer le coma acidosique.

Excès de travail physique et intellectuel. —

INFLUENCE MORALE. — Un excès de fatigue physique ou intellectuelle a été souvent signalé comme cause immédiate du coma : c'est un voyage prolongé en chemin de fer; c'est, pour l'intellectuel, un ouvrage scientifique ou littéraire avec ses préoccupations et ses veilles; c'est, pour le financier, un conseil d'administration pénible où se sont débattues des questions difficiles et délicates; ou bien ce sont des influences morales (pertes d'argent, faillites, deuils, responsabilités morales), etc.

On a noté également l'influence des excès génitaux.

INFLUENCES PATHOLOGIQUES.—TRAUMATISME ET SHOCK. — Il peut s'agir d'un traumatisme chirurgical (opération de cataracte, hernie étranglée), d'une fracture, d'une crise de colique hépatique.

L. Blum a insisté sur le rôle néfaste de la narcose chloroformique; la narcose à l'éther et au chloral ne produirait pas le même effet tout au moins chez l'animal; il n'en serait pas de même chez l'homme, au moins pour l'éther. La rachianesthésie, la cocaïnisation locale pourront parfois être préférées. On a proposé également l'anesthésie générale au chlorure d'éthyle.

L'inanition relative qui suit toute opération est encore un facteur favorisant d'acidose.

Infection. — Ce peut être une grippe, même légère; une infection digestive, un phlegmon.

Intoxication. — Il s'agit le plus souvent d'une *médication intempestive*, et nous ne saurions trop nous élever contre la pratique trop répandue de donner aux diabétiques d'une façon constante de *l'antipyrine*, de l'opium, de la belladone, etc. On a incriminé également la cure thermale trop sévère.

Dans les auto-intoxications, on peut ranger la constipation opiniâtre.

Symptômes.

Prodromes. — Nous voulons parler ici des symptômes annonçant à brève échéance le coma diabétique. Ces symptômes font rarement défaut : ils sont parfois de si courte durée que le médecin ne peut les constater ; tel le cas où, quittant son malade le soir en excellent état, il le retrouve le lendemain dans le coma. Mais ces faits sont exceptionnels. Le plus souvent l'état comateux est précédé par une période plus ou moins longue, riche en symptômes annonciateurs de la terrible complication. Il est très important pour le clinicien de connaître ces symptômes, *car c'est à cette période qu'il pourra agir efficacement sur son malade* et empêcher souvent l'éclosion définitive du coma.

Ces phénomènes prodromiques peuvent être classés en deux variétés :

Les uns sont caractérisés par les *signes d'acidose*.

Les autres relèvent des *troubles des différents appareils*.

A. Signes d'acidose. — On peut grouper sous ce nom les signes suivants faciles à mettre en évidence :

1° *Odeur spéciale de l'haleine et des urines.* — C'est moins celle d'acétone, de pommes de reinette, qu'une modification très particulière de l'haleine lui donnant un caractère tout spécial.

2° *Présence des corps acétoniques dans les urines.* — La présence d'acétone n'a pas de valeur, seule celle d'acide diacétique a une signification diagnostique. Dans la pratique on caractérise la présence de ce corps soit par la réaction de Gerhardt (réaction rouge vin de Porto au perchlorure de fer), soit par la réaction de Légal modifiée par Denigès. L'existence d'acide β-oxybutyrique a une grosse importance, mais la recherche de ce corps est difficile.

Lorsqu'on veut évaluer exactement le taux des corps acétoniques excrétés, il faut pratiquer un dosage des corps acétoniques *totaux* : dosage très délicat et que les méthodes récentes et faciles à appliquer, telles que celles de Van Slyke, sont incapables d'exécuter correctement. Les chiffres fournis par beaucoup d'auteurs, comme donnant des quantités d'acide β-oxybutyrique énormes supérieures à 100 grammes, sont peut-être à ce point de vue entachés d'erreur et mériteraient d'être revus. Nous avons, avec Desgrez et Bierry, au cours de recherches sur l'excrétion des corps acétoniques chez les diabétiques, utilisé une méthode plus précise de dosage des corps cétoniques et des corps cétogènes. On se rend ainsi compte de l'importance de l'acide β-oxybutyrique ; tout travail sérieux doit, quand il s'agit d'acidose, comprendre à la fois le dosage de ces deux séries de corps; ils *ne varient nullement parallèlement.*

3° *L'ammoniurie urinaire.* — Une excrétion d'ammoniaque supérieure à la normale, surtout lorsqu'elle atteint 2 et 3 grammes, est toujours l'indice d'acidose, chez les diabétiques. On pourra compléter cette recherche par le calcul du coefficient de Lanzenberg et celui des acides aminés; on se souviendra cependant que ni l'ammoniurie ni le coefficient de Lanzenberg ne renseignent d'une façon complète sur le degré d'acidose.

4° *La diminution du CO_2 alvéolaire.* — Nous avons montré avec Bordet la valeur diagnostique et pronostique de cette recherche préconisée par Fredericia, par Joslin. Toute tension inférieure à 38 indique une légère acidose, inférieure à 32, une acidose moyenne, inférieure à 28 une acidose grave.

B. Troubles relevant des différents appareils. — *Tout phénomène anormal, quel qu'il soit, survenan. chez un diabétique, sans qu'on en puisse trouver la cause, doit être tenu pour suspect et considéré comme un signe annonciateur du coma.* Parfois les signes se localisent au niveau d'un organe déterminé, donnant lieu à de véritables formes cliniques.

Troubles urinaires. — *Volume.* — L'urine diminue de *quantité*.

Glycosurie. — Le taux du sucre urinaire baisse souvent, parfois même le sucre disparaît; la disparition brusque de la glycosurie survenant sans cause explicable est un symptôme inquiétant. Cette baisse de la glycosurie n'est cependant pas un phénomène constant.

Acidité. — On a proposé de juger du degré d'acidose par la quantité de bicarbonate de soude nécessaire à faire ingérer au malade pour déterminer l'alcalinité des urines (L. Blum).

Normalement 5 et 10 grammes suffiront chez le sujet sain; 15 à 150 grammes sont nécessaires chez le diabétique : cette méthode est très approximative.

Apparition de cylindres. — Ce phénomène est connu sous le nom de *signes de Kulz*; il consiste en l'apparition d'une abondante cylindrurie (cylindres granuleux). Ce symptôme, bien qu'il soit fréquent, n'est nullement pathognomonique.

Troubles nerveux. — *Changements de caractère.* — Le malade est *anxieux*, agité, *inquiet* sans cause; il devient très irritable; parfois il montre une prostration extrême, une somnolence invincible.

Phénomènes douloureux. — Il existe une céphalalgie frontale très douloureuse, accompagnée parfois de vertiges; le malade souffre de partout et *se plaint sans cesse.*

Asthénie. — L'asthénie est extrême, le malade est courbaturé, répugne à tout mouvement.

Douleurs musculaires. — Elles sont parfois à ce point marquées qu'on a décrit une *forme musculaire.*

Phénomènes d'agitation. — Parfois ce sont les phénomènes délirants qui ouvrent la scène; les malades sont pris d'une agitation désordonnée, maniaque, d'une gaieté excessive; leur langage est incohérent; il existe des hallucinations variées de l'ouïe et de la vue; le sujet se lève de son lit, se débat, vocifère; le tableau reproduit tout à fait celui du delirium tremens : c'est à l'ensemble de ces signes qu'on a donné le nom de forme alcoolique (Dreschfeld) ou vertigineuse (Jaccoud).

Troubles circulatoires. — Un léger degré de cyanose est presque de règle (Blum), le pouls est souvent *accéléré* (Lépine), la tension artérielle assez faible. La fragilité globulaire est manifeste (J. Chalier). La disparition des œdèmes serait à éviter (Joslin). Il y aurait avantage à ne pas mettre les sujets au régime déchloruré.

Troubles gastro-intestinaux. — On constate des nausées, des vomissements; ces derniers revêtent parfois le tableau des vomissements incoercibles; l'anorexie est très marquée. Joslin insiste avec juste raison sur la gravité des vomissements chez un acidosique.

Parfois ces troubles intestinaux dominent la scène et ils se présentent sous trois aspects.

Accidents cholériformes. — Le malade est pris de vomissements, de diarrhée à type cholériforme; les yeux s'excavent, les joues se creusent, la température tombe à 36°; 32° (Souques) : c'est le type cholériforme.

Accidents péritonéaux. — D'autres fois, le tableau

reproduit assez bien celui d'une péritonite généralisée ou localisée : douleurs de ventre dans le flanc droit (Kussmaul), spontanées et à la pression, vomissements, langue sèche ; on comprend que ces cas aient pu faire croire parfois à une appendicite. C'est le type *péritonitique* de Taylor.

Accidents gastriques. — Lereboullet a attiré l'attention sur la *douleur épigastrique violente* comme signe précurseur du coma diabétique. Nous avons retrouvé ce symptôme au début du coma ; les crises sont très violentes et simulent les *crises gastriques tabétiques.* On peut les rapprocher de celles décrites par Grube au cours de l'acidose transitoire chez les diabétiques.

Troubles respiratoires. — Ce sont les signes vraiment pathognomoniques ; pour les auteurs allemands ils ne *manquent jamais* ; ils se caractérisent essentiellement par une ANGOISSE TERRIBLE, une DYSPNÉE ATROCE malgré laquelle le sujet reste *couché*, dans le décubitus *dorsal absolu* ; ce contraste entre la position du malade et l'intensité de la dyspnée est vraiment *bien spécial.* Ausculte-t-on le sujet ? on ne retrouve aucun signe stéthoscopique ; cette dyspnée est *avant tout* une dyspnée toxique. Kussmaul en a donné une description très complète, à ce point qu'elle est connue sous le nom de *respiration de Kussmaul.*

La respiration est *bruyante* ; toute la cage thoracique entre en jeu ; le malade fait des efforts *inouïs* pour faire pénétrer l'air dans sa poitrine ; après être resté en état de dilatation maxima, la cage thoracique retombe par un effort d'expiration ; inspiration, expiration et pauses intermédiaires constitueraient un peu schématiquement quatre temps d'égale durée. Hofbauer insiste, par contre, sur l'importance de la prolongation de l'inspiration dont le tracé graphique suit une pente très douce ; l'expiration est au con-

traire brusque. Le nombre des respirations est ordinairement *accrue*.

Ce type respiratoire serait, pour Naunyn, Magnus
Lévy, pathognomonique ; et il mériterait, pour eux,
de donner son nom au coma lui-même ; c'est le
coma dyspnéique.

Respiration bruyante, pénible, accompagnée de la
mise en jeu de tous les muscles inspirateurs, chez
un sujet dans le décubitus dorsal : telle est la caractéristique de cette dyspnée.

On a cependant noté l'absence de cette dyspnée si
spéciale dans des cas avérés de coma diabétique ; la
respiration, tout en étant de type anormal, revêt alors
ou bien le type de Cheyne-Stokes, ou bien présente
un rythme très irrégulier.

Grube a décrit à la phase prodromique du coma
des crises de dyspnée ressemblant à des accès
d'asthme.

Période d'état. — ASPECT DU MALADE. — A la
période d'état, l'aspect du malade est caractéristique ;
il est immobile dans son lit, respirant bruyamment ;
le faciès n'est ni cyanosé, ni vultueux ; il n'existe ni
paralysie, ni *convulsion*, simplement de l'anesthésie
obtuse.

Reprenons les différents symptômes.

TEMPÉRATURE. — L'hypothermie est considérable :
on a signalé des température de 29°. Naunyn considère que, lorsque le coma est accompagné d'hyperthermie, c'est qu'il existe certainement une complication surajoutée. Magnus Lévy est moins affirma-
matif ; on pourrait trouver des comas diabétiques
hyperthermiques ; le seul signe constant c'est un
dérèglement de la température.

TROUBLES RESPIRATOIRES. — Le type respiratoire de
Kussmaul est moins net ; parfois même la respiration

se rapprocherait à cette période du type de Cheyne-Stokes ; un seul fait subsiste : c'est l'intensité de la dyspnée, le rythme respiratoire devenant irrégulier.

TROUBLES DIGESTIFS. — On peut constater des évacuations involontaires.

TROUBLES NERVEUX. — Ils sont importants à connaître ; la réaction pupillaire est ordinairement normale ; souvent on constate du myosis (Lépine) d'autres fois de la mydriase ; les réflexes tendineux sont habituellement abolis ; cependant quelquefois ils sont conservés. La réaction de Lœwi, qui n'indiquerait nullement l'existence d'altération pancréatique serait positive en cas de coma (Bittorf). Naunyn insiste sur l'absence constante de *troubles convulsifs* ; pour lui, l'existence de ces derniers suffirait à faire rejeter le diagnostic de coma diabétique véritable ; Dufour se range à cet avis. Dreschfeld, Forster et Saundby, Lépine, Stauder, ont cependant signalé, dans des cas très rares il est vrai, des accès convulsifs.

M. Labbé décrit une épilepsie acidosique à la phase prémonitoire du coma diabétique ; parfois elle peut devancer de longtemps le coma. Elle se caractérise par des convulsions généralisées avec perte de connaissance ; parfois les convulsions sont localisées (Mallet). M. Labbé et Sicard ont rapporté des cas d'hémichorée.

Blum considère les convulsions comme *exceptionnelles*.

Nous avons signalé déjà le cas possible de coma avec acidose et hémorragie méningée se manifestant par des troubles convulsifs. L'acidose était, chez notre malade, de 2 gr. 10 (corps acétoniques) et 7 gr. 75 (corps cétogènes).

Nous conclurons que les convulsions ne font pas partie du tableau habituel du coma diabétique ; elles peuvent dans des cas rares être notées cependant (Chauffard et Rendu; M. Labbé, Guillain).

Krause a insisté sur l'*hypotonie des globules oculaires*; elle traduit très probablement l'état de deshydratation de l'organisme. L. Blum considère ce symptôme comme inconstant et tardif.

Le liquide céphalo-rachidien peut renfermer de l'acétone, mais sa présence n'est pas spéciale au coma, la tension serait peu élevée, il n'y aurait pas de réaction lymphocytaire.

TROUBLES CARDIO-VASCULAIRES. — Le pouls est petit, faible, régulier, mais accéléré (140 à 160).

L'examen du sang permet de relever trois symptômes anormaux.

a) *L'augmentation de la viscosité sanguine.* — La viscosité plasmatique varie peu, il n'en est pas de même de la viscosité globulaire qui s'élève considérablement comme nous l'avons vu avec Ch. Rousseau. Cette hyperviscosité traduit l'état de déshydratation de l'organisme signalé par Chauffard.

b) La *lipémie.* — Le sang pouvant prendre un aspect trouble chocolat. Cette lipémie est inconstante.

c) La *diminution de l'alcalinité sanguine* : les méthodes de recherches sont très délicates.

Marche, durée, terminaison.

La période prodromique du coma peut être plus ou moins longue : Naunyn notamment a signalé des observations ou la diacéturie fut constatée pendant plusieurs mois avant l'éclosion définitive du coma. Le passage entre la période prodromique et la période d'état se fait souvent insensiblement.

Lorsque le malade est arrivé à cette période d'état,

la durée est toujours *très courte* : habituellement vingt-quatre heures, parfois moins (six heures), parfois plus (deux à trois jours).

A cette phase la guérison peut être considérée comme exceptionnelle. On en peut compter seulement quelques observations.

Le professeur Lépine a, ainsi que Naunyn, signalé des retours temporaires à la connaissance, à la suite de l'injection intra-veineuse alcaline, la mort survenant quelques heures après. Dans quelques cas, l'amélioration semblait définitive et la mort se produisait après vingt-quatre heures.

Pratiquement, on doit admettre qu'à la phase prodromique, la guérison est toujours possible ; à la phase de coma déclaré, la mort est presque inévitable.

Formes cliniques.

Nous distinguerons des formes prodomiques et des formes suivant l'âge.

La cure de jeûne de 48 heures peut fournir des indications intéressantes au point de vue pronostic. Chez un diabétique acidosique la baisse de l'ammoniémie, de la glycémie protéidique, de l'excrétion des corps acétoniques urinaires est d'un bon pronostic. Le maintien ou même l'élévation du taux des corps précédents indique en général une terminaison grave à brève échéance (Desgrez, Bierry et Rathery).

Formes prodromiques. — La période de coma est toujours identique, mais, à la phase prodromique, les phénomènes peuvent varier. Suivant la prédominance de tel ou tel groupe de symptômes, on a décrit une forme *péritonitique, vertigineuse, dyspnéique*, etc., etc. Nous voulons insister ici seulement sur la forme *intermittente*. Cette forme se caractérise par ce fait qué des accidents prodromiques se produisent à intervalles plus ou moins rapprochés sans qu'éclatent pendant longtemps le véritable coma ; on peut voir survenir chez des diabétiques simples à l'occasion d'un régime trop sévère, d'une fatigue excessive survenue temporairement des accidents d'acidose légère.

Formes suivant l'âge. — Chez l'*enfant*, le coma diabétique a été très étudié. Le coma est d'autant plus précoce que le sujet est plus jeune (Kulz) ; le malade de Le Gendre tombe dans le coma après quatre à cinq semaines de diabète ; celui de Dauchez âgé de dix-huit mois, au bout de quinze jours de maladie. Parfois, cependant, chez les enfants plus âgés, l'apparition du coma peut être rapide ; tel le malade de Rist qui, âgé de onze ans, devint comateux au bout de huit jours de diabète.

Le coma infantile est caractérisé surtout par l'intensité des *phénomènes abdominaux* : la constipation est fréquente, avec météorisme, nausées, vomissements abondants. Et cette intensité des phénomènes abdominaux peut faire croire à une intoxication gastro-intestinale simple, à une obstruction intestinale ou à une appendicite. On peut dire, avec Dupuy, « que tout coma chez un enfant doit faire songer au coma diabétique ».

La durée du coma est souvent très courte, parfois quelques heures ; on a signalé des périodes de rémission (formes intermittentes) dans les cas traités à la période prodromique.

Diagnostic.

On est convenu d'appeler coma diabétique, le coma dyspnéique acidosique survenant chez un diabétique.

Or 1° le coma peut survenir chez un diabétique et être indépendant de l'acidose.

2° Le coma dyspnéique et l'acidose semblent pouvoir se rencontrer en dehors du diabète.

1° **Le coma peut survenir chez un diabétique et être indépendant de l'acidose.** — Les trois causes principales sont dans ce cas.

a) *L'urémie.* — Le tableau du coma urémique s'oppose à celui du coma diabétique : absence d'acidose, dyspnée à type de Cheyne-Stokes, convulsions, azotémie sanguine. En réalité, aucun de ces signes différentiels n'est absolument pathognomonique, sauf d'une part l'acidose, et d'autre part l'azotémie qui, lorsqu'elle existe chez un diabétique, indique l'existence d'une néphrite chronique concomitante.

b) *Le collapsus cardiaque.* — Nous avons vu le tableau clinique de ce type de coma dans lequel l'acétonurie fait défaut et où dominent les symptômes d'asthénie cardiaque.

c) *La lésion cérébrale.* — Un diabétique peut être atteint de ramollissement, d'hémorragie cérébrale, d'hémorragie méningée. Il existe des phénomènes de paralysie, parfois de contracture; on ne constate pas de corps acétoniques dans les urines. On se souviendra qu'une lésion cérébrale peut déterminer à elle seule de la glycosurie sans qu'il existe de diabète, on a parfois constaté de l'acétonurie. De plus, certains diabétiques peuvent être atteints à la fois de coma diabétique avec acidose et d'hémorragie méningée ainsi que nous avons pu le constater.

2° **Le coma dyspnéique et l'acidose peuvent se rencontrer en dehors du diabète.**

La dyspnée à type de Kussmaul n'est pas pathognomonique du diabète. On a décrit certains cas rares il est vrai, de comas dyspnéiques dans les grandes hémorragies, dans le choléra, dans l'intoxication salicylée, dans l'urémie, au cours de l'anémie pernicieuse, dans la cachexie cancéreuse, etc.

L'acidose, avec son signe le plus facilement perceptible : présence de corps acétoniques dans les urines, n'est pas spéciale au diabète. On la retrouve dans tous les états d'inanition absolue ou relative : grandes cachexies, gastro-entérites infantiles, affections digestives graves de l'adulte, appendicite, anesthésies chirurgicales avec inanition prolongée et particulièrement anesthésies chloroformiques, pyrexies graves, vomissements incoercibles de la grossesse. Les affections hépatiques, nerveuses (hémorragie cérébrale), certaines intoxications (oxyde de carbone, morphine, antipyrine, plomb, etc.), peuvent se compliquer d'acidose. Nous rappellerons également cette affection très curieuse décrite pour la première fois par Gruère, étudiée notamment par Marfan : les vomissements périodiques de l'enfant.

On peut donc affirmer que la présence d'un ou des trois corps acétoniques dans l'urine n'est pas spéciale au diabète consomptif.

Physiologie-pathologique du coma diabétique [1].

On peut dire qu'à l'heure actuelle il n'existe aucune théorie satisfaisante du coma diabétique.

Nous ne ferons que citer les anciennes hypothèses émises pour expliquer le coma diabétique : théorie rénale, théorie sanguine (lipémie). La deshydration des tissus, très fréquente dans le coma diabétique

1. Le lecteur voudra bien se reporter au chapitre concernant l'acidose page 96, pour de plus amples détails.

(Chauffard), doit être considérée bien plus comme une résultante de l'état morbide, que comme la cause même de ce dernier.

Le coma diabétique doit être regardé comme la manifestation la plus grave du trouble de la nutrition qui est à la base même du diabète.

Cette notion une fois admise, deux hypothèses sont en présence :

1° L'acidose, constante dans le coma diabétique, est la cause même des accidents.

2° L'acidose traduit l'existence du trouble nutritif; elle n'explique pas les accidents qui relèvent d'un autre mécanisme pathogénique.

1° L'acidose est la cause des accidents. — L'acidose a été définie : « L'apparition dans l'organisme de substances acides non oxydées dans des quantités telles qu'elles dépassent de beaucoup celles que l'organisme normal fabrique ordinairement ».

Nous avons vu quel était le mécanisme de l'acidose (voir p. 96), nous n'y reviendrons pas. Cette acidose peut être considérée comme constante dans le coma. Mais il ne semble pas que c'est l'intoxication acide seule qui entre en jeu. En réalité le sang ne devient jamais acide. Les corps acétoniques sont toxiques, même à l'état de sels; mais cette toxicité ne paraît cependant pas ici encore suffisante pour expliquer le coma.

2° Le coma relève d'une intoxication résultant d'un trouble grave de la nutrition dont une des manifestations est l'acidose. — L'acidose traduit une perturbation grave de la nutrition. Le métabolisme de certains corps gras et de certains acides aminés est à ce point troublé, que les corps acétoniques cessent d'être détruits comme normalement dans l'organisme. Ces corps acétoniques peuvent, soit en temps qu'acides, soit en temps que substances toxiques, intervenir d'une façon accessoire dans l'éclosion des accidents. Mais d'autres corps que nous ne connaissons pas, doivent prendre naissance et jouer un rôle important. Hugounenq et Morel citent à ce sujet les peptides dérivés des protéiques.

L. Blum estime que dans le diabète on peut voir des troubles graves ressemblant au coma sans acidose, ces accidents ressortissant d'une véritable intoxication hyperglycémique.

III. — Gangrènes diabétiques.

La gangrène est, avec le coma, la complication grave la plus fréquente.

Pathogénie. — Trois facteurs peuvent intervenir pour faire éclore la gangrène chez un diabétique.

L'artérite chronique.

La *névrite* dont le rôle est sans doute moins important que celui de l'artérite.

L'état d'infériorité dans lequel se trouvent les tissus des diabétiques, qui, mal nourris, suppurent très facilement et résistent mal à toutes les agressions de quelque nature qu'elles soient.

Formes cliniques. — Ces trois causes n'agissent jamais isolément. — Mais l'une d'elles est habituellement prépondérante et ce mécanisme pathogénique particulier imprime à la gangrène des caractères spéciaux. On peut décrire trois grandes formes de gangrènes diabétiques.

1° La *gangrène sèche des membres*, ressemblant à la gangrène sénile par artérite, mais s'en différenciant par la rapidité d'évolution du sphacèle et l'extrême fréquence de la suppuration secondaire ; cette transformation de la gangrène sèche en gangrène humide provient du terrain sur lequel évolue la gangrène, le terrain diabétique.

2° Les *gangrènes multiples disséminées* superficielles de Lécorché semblent relever plutôt des névrites périphériques (Vergely).

3° Les *gangrènes humides d'emblée*, secondaires à une plaie, à un traumatisme ; elles peuvent siéger en un point quelconque du corps ; le foyer est habituellement unique, soit au niveau de la peau, soit au niveau des muqueuses, soit enfin au niveau des viscères. Le rôle primordial dans l'éclosion de cette gangrène appartient à la vitalité précaire des tissus.

A. — *Gangrène sèche des membres.*

Étiologie. — Cette forme de gangrène se produit habituellement chez les diabétiques âgés ; souvent l'alcoolisme, parfois la syphilis sont notés dans les antécédents.

Symptômes. — L'affection, dans sa forme complète, évolue en deux périodes :

Première période. — Le malade se plaint de fourmillements, de douleurs dans un membre, parfois très intenses, souvent de claudication intermittente ; ces symptômes prémonitoires peuvent passer complètement inaperçus.

Deuxième période. — On voit se former une petite tache brunâtre, d'abord légère, qui s'agrandit peu à peu. Le siège de la gangrène est rarement le membre supérieur, les doigts ; le plus souvent, c'est au niveau des orteils, habituellement le gros orteil, parfois le petit ; plusieurs orteils peuvent être pris en même temps ; la lésion peut siéger au niveau d'un seul membre, ou bien être symétrique.

L'escarre s'étend peu à peu, gagne les orteils

voisins, la tarse, le métatarse, le pied tout entier; on peut sentir encore le plus souvent l'artère du segment du membre atteint, mais ses battements sont très atténués à l'oscillomètre. L'indice est très faible, parfois nul. L'affection à ce stade peut être presque indolore.

Marche. Formes cliniques. — Deux cas bien différents sont à considérer :

1° *La gangrène reste sèche.* — Le fait est exceptionnel ; dans ces formes, l'allure est lente ; parfois la cicatrisation peut se produire. D'autres fois, quand l'escarre est très peu étendue et très limitée, l'évolution de la maladie se fait par à-coups successifs et la gangrène s'étend progressivement.

2° *La gangrène devient humide.* — Cette transformation se fait plus ou moins rapidement ; on voit alors en quelques jours, parfois même en quelques heures, des plaques violettes se former sur le dos du pied ; des bulles surviennent, qui crèvent ; des traînées bleuâtres s'étendent le long de la jambe, puis de la cuisse, donnent naissance à de nouvelles bulles, formant de nouvelles ulcérations ; le pied, une partie de la jambe ne constituent plus qu'un vaste foyer noirâtre, sphacélé, fétide ; les symptômes généraux font leur apparition (fièvre, frisson, etc.) et la mort survient en quarante-huit heures, en quatre ou six jours. C'est la *forme foudroyante* extrêmement fréquente, et qui ne peut être arrêtée, encore qu'elle ne réussît pas toujours, que par une amputation très précoce et très haute. Dans une *seconde forme*, l'allure est moins rapide, le sphacèle reste localisé ou même parfois se limite secondairement, et on peut tenter des résections partielles ; mais cette forme est rare ; pratiquement, il n'y faut pas compter.

Un diabétique dont la gangrène devient humide

avec *tendance* à l'*extension* doit être opéré au moindre signe de cette transformation et l'amputation doit être faite très haut (milieu de la cuisse). Malheureusement, les malades hésitent à sacrifier un membre pour une blessure qui leur paraît légère : un jour de retard suffit à compromettre irrémédiablement la vie du sujet. Nous verrons que dans certains cas assez limités, la guérison peut être obtenue par l'*air chaud*. L'apparition dans les urines d'albumine, et surtout de corps acétoniques (réaction de Gerhardt), serait d'un très [mauvais pronostic ; souvent les malades succombent avec les signes du coma.

Il faut décrire enfin *une forme abortive*, la gangrène tout en devenant humide, se cantonne à un ou deux orteils, ou même à une partie de l'orteil. Sous l'influence d'un régime approprié amenant la cessation de la glycosurie, et d'un traitement local, la plaie se cicatrise avec ou sans mutilation. Cette forme est importante à connaître afin de ne pas sacrifier inutilement un membre, elle rend souvent tout particulièrement délicate l'indication de l'intervention. Toute gangrène qui a tendance à s'étendre doit très rapidement être opérée ; il faudra donc surveiller avec grand soin cette tendance à l'extension, et dès qu'elle se produira, poser immédiatement la question de l'intervention d'urgence. La gangrène est sujette à rechutes à plus ou moins longue échéance.

B. — *Gangrènes multiples disséminées.*

Etiologie. — Cette forme survient à une époque quelconque du diabète ; elle est spontanée comme la précédente.

Formes cliniques. — Nous distinguerons les gangrènes cutanées et les gangrènes des muqueuses.

Gangrènes cutanées. — Nous en décrirons deux types : 1° le premier type est représenté par l'apparition de nombreuses taches noirâtres disséminées sur toute la surface de la peau, au niveau du tronc comme au niveau des extrémités, lui donnant un *aspect tigré* ; ces taches peuvent n'avoir que quelques millimètres de diamètre : les plus grandes sont ordinairement de peu d'étendue. Parfois existe primitivement un foyer unique et l'éruption gangreneuse est secondaire. Ces taches laissent en tombant des ulcérations qui se cicatrisent lentement et sont remplacées par une pigmentation du tégument qui persiste longtemps. Les plaques sont plus ou moins nombreuses. Le traitement antidiabétique (Lécorché) semble influencer heureusement leur marche ; il n'est pas rare de voir ces gangrènes récidiver. A l'opposé de cette forme *curable*, il faut placer la « *gangrène diabétique bulleuse serpigineuse* » de Kaposi qui, dans le cas décrit par cet auteur, se termina par la mort. Enfin il existe des formes de gangrène par *placards isolés* à la cuisse, à l'épaule, aux jambes, etc.

2° Le deuxième type n'est autre que la maladie de Raynaud ou gangrène symétrique des extrémités ; les cas en sont assez rares.

Gangrène des muqueuses. — Au niveau de la langue, de l'œsophage, de l'estomac, de l'intestin, on a décrit des petites ulcérations secondaires à la formation de points hémorragiques. D'autres fois, ce sont des petites plaques blanchâtres, auxquelles font suite des escarres noirâtres qui s'éliminent et laissent des cicatrices pigmentées. Au niveau de la verge, on voit se former de petites plaques rouge foncé sur la peau, blanchâtres sur la muqueuse du gland ; des escarres surviennent qui laissent après elles des ulcérations qui peuvent se cicatriser, ou bien s'infecter secondairement et donner lieu aux accidents infectieux de la forme suivante.

Fournier a insisté sur la fréquence des récidives des gangrènes génitales des diabétiques.

C. — *Gangrènes humides d'emblée.*

Nous distinguerons :
1. *Gangrènes cutanées.*
2. *Gangrènes des muqueuses et des viscères.*

1. Gangrènes cutanées. — Etiologie. — Dans cette forme de gangrène existe toujours une porte d'entrée, si minime soit-elle, pour l'infection. Il s'agit parfois de furoncle, d'anthrax, devenant secondairement gangreneux.

D'autres fois, c'est un traumatisme insignifiant, une piqûre par une brindille de bois, une chaussure trop serrée, un cor maladroitement coupé.

Parfois c'est un caustique imprudemment appliqué ; nous ne parlons que pour mémoire des vésicatoires ; mais le simple badigeonnage de teinture d'iode suffit à faire apparaître une gangrène foudroyante ; nous avons vu une malade atteinte d'un diabète insoupçonné, qui se présenta à nous avec un petit placard noirâtre, de la grosseur d'une pièce de 2 francs, situé sur la paroi abdominale ; elle avouait s'être mis de la teinture d'iode sur le ventre ; l'examen des urines, immédiatement pratiqué, révéla une glycosurie abondante ; en quarante-huit heures la malade fit un sphacèle généralisé de la paroi abdominale.

Signalons le danger grave des antiseptiques sur les plaies de diabétiques ; si, aujourd'hui, les opérations chirurgicales pratiquées chez les diabétiques sont bien rarement suivies de gangrène, cela tient pour une grande part à ce que l'asepsie a remplacé l'antisepsie.

Symptômes. — Bien souvent la marche de la gangrène est très rapide ; la plaie devient grisâtre, noirâtre, des traînées bleuâtres sillonnent rapidement le membre, des plaques disséminées se forment, de même couleur ; elles s'ulcèrent, laissent à nu les tendons ; la plaie exhale une odeur atroce ; il existe de la fièvre à grandes oscillations, des frissons, et le sujet succombe soit avec tous les signes du coma diabétique, soit avec ceux de l'infection généralisée.

On a signalé cependant des cas de guérison ; sous l'influence d'un régime antidiabétique sévère ; la gangrène se circonscrirait, la plaie se cicatriserait.

Lorsqu'il s'agit d'un phlegmon, il peut, pendant quelques jours, présenter une marche insidieuse, et tout à coup s'étendre et revêtir l'aspect du phlegmon diffus ; la douleur est en général très modérée. Il faut se méfier des phlegmons étendus et *non douloureux* ; les signes généraux sont à peu près nuls, lorsque brusquement la situation s'aggrave et le sujet succombe dans le coma.

Marche. — Cette forme de gangrène est très grave ; sa marche est très rapide, et nous ne pouvons que répéter ici ce que nous avons dit au sujet de la nécessité des interventions hâtives ; malheureusement, la gangrène récidive souvent au niveau de la plaie opératoire, soit que l'amputation ait été trop conservatrice, soit que les tissus, mal nourris, vascularisés par des artères profondément atteintes, ne puissent supporter le shock opératoire. On a pu parfois limiter la gangrène en opérant par l'air chaud à haute température et à haute pression.

2. *Gangrènes des muqueuses et gangrènes viscérales.* — On peut en distinguer plusieurs formes suivant le siège qu'elles occupent.

1° Gangrènes disséminées. — Il s'agit de plaques

de gangrènes viscérales secondaires à un phlegmon gangreneux cutané (ulcérations gastriques).

2° Gangrène de la bouche, noma, gangrène des amygdales, de la parotide ;

3° Gangrène symétrique des ovaires, gangrène de l'utérus ;

4° Gangrène du pancréas ;

5° Gangrène de la verge. — Souvent la gangrène survient après l'opération de la circoncision ; le phimosis n'est pas rare au cours du diabète ; on voit alors évoluer, à la suite de l'opération, un phlegmon gangreneux.

6° Gangrène du poumon.

Étiologie. — C'est une complication relativement rare. Elle peut se produire d'emblée ou bien survenir à la suite d'une gangrène cutanée ou bien d'une lésion pulmonaire (tuberculose).

Formes cliniques. — On peut, avec Naunyn, décrire deux formes de gangrène pulmonaire diabétique.

1° *Forme aiguë.* — Elle survient seulement dans les glycosuries un peu fortes chez les sujets déjà profondément atteints. Elle débute brusquement avec un cortège fébrile et des signes physiques semblables à ceux de la pneumonie ; on voit se produire des hémoptysies abondantes. Mais les crachats sont *peu fétides.* On a beaucoup discuté sur cette absence de fétidité des crachats. Ramond fait remarquer, se basant sur les expériences de Tissier et Martelly et sur les siennes, que les anaérobies cessent de végéter dans les milieux sucrés par suite de la production d'acides lactique, acétique, aux dépens du sucre sous l'influence des microbes. «Or la plupart des anaérobies ne peuvent pas végéter en milieu acide ; le processus gangreneux, entravé dès le début, fait place à un processus suppuratif banal ». Kuhn pense que les bactéries de la putréfaction en présence du sucre qui leur sert d'aliment, n'attaquent pas les matières albuminoïdes.

La marche de cette forme aiguë serait rapide, au maximum quelques semaines, souvent une au plus.

2° *Forme subaiguë et chronique.* — Elle se rencontrerait surtout chez les sujets âgés et présentant un diabète jusque-là latent. L'affection débute par des signes de catarrhe bronchique, avec fièvre irrégulière, hémoptysie précoce, et odeur spéciale de l'haleine; cette odeur s'atténue ensuite, les crachats deviennent rares, puis au bout de quelques jours ou semaines, de nouveau une hémoptysie survient. L'affection peut durer des mois, même des années, jusqu'à ce qu'une hémoptysie grave ou l'affaiblissement général emporte le malade.

Cette forme est beaucoup moins grave que la précédente; elle peut se terminer à la longue par la guérison.

B. — Complications non spéciales aux diabétiques mais revêtant chez eux une gravité spéciale.

I. — Tuberculose.

1° Tuberculose pulmonaire.

La tuberculose pulmonaire est très fréquente chez les diabétiques; c'est une *façon de mourir des diabétiques.* Bouchardat avait longuement insisté sur cette complication.

Etiologie. — La *fréquence* de la tuberculose pulmonaire est surtout grande dans le milieu hospitalier; il serait cependant inexact de dire que dans la classe aisée la tuberculose pulmonaire diabétique est rare.

Le professeur Lépine écrit : « La tuberculose pulmonaire conduit à la mort près de la moitié des diabétiques de nos hôpitaux et le quart des diabétiques qui sont dans l'aisance ».

Toutes les statistiques démontrent l'extrême fréquence de la constatation de tuberculose à l'autopsie des diabétiques, et la fréquence moindre dans les statistiques basées sur les seuls examens cliniques. C'est que la tuberculose pulmonaire reste souvent *latente*. Nous trouvons ainsi presque confirmée l'opinion de Boucharchat qui écrivait : « Chez tous les glycosuriques dont l'autopsie a pu être faite et qui n'ont pas succombé par suite d'un accident intercurrent, des tubercules ont été trouvés dans les poumons ».

Les diabétiques *jeunes* sont très fréquemment tuberculeux (Bouchardat). Mais la tuberculose se rencontre très souvent à l'âge adulte, et même chez les vieillards.

La *forme* du diabète ne semble avoir qu'une importance secondaire; la complication qui survient souvent dans la forme consomptive se produit également dans le diabète simple. Tapret, Dieulafoy ont montré que la tuberculose évoluait au cours de diabètes en apparence bénins; on a dit (Lancereaux) que le diabète pancréatique se compliquait plus fréquemment de tuberculose pulmonaire. Un fait fréquent, mais non constant, est que la tuberculose survient rarement au début du diabète (un à deux ans après, pour Lécorché).

Pathogénie. — *Pourquoi le bacille de Kock évolue-t-il plus facilement sur un terrain diabétique?*

a. On peut mettre en avant tout d'abord l'état de dénutrition du sujet qui en fait une proie facile à l'infection (Bouchardat). Mais ce mécanisme n'est pas le seul, car des diabètes *simples* bénins se compliquent de tuberculose.

b. L'état sucré des humeurs favorise certainement le développement du bacille, soit directement, soit en diminuant la résistance des tissus.

c. Enfin l'état d'*acidose* serait encore un adjuvant, bien qu'on ait noté la rareté du coma diabétique chez les diabétiques tuberculeux ; elle agirait peut-être par la déminéralisation qu'elle occasionne.

Symptomatologie. — On a prêté à la phtisie diabétique un tableau clinique un peu spécial ; le fait est exact dans beaucoup de cas, mais il est loin d'être constant. On a insisté sur les caractères suivants :

1° *Le début et la marche insidieuse de la maladie.* — Pas d'élévation fébrile marquée, pas de sueurs profuses, pas d'expectoration abondante, pas de symptômes intestinaux : « C'est la tuberculose sèche, froide, sans réaction » de Pidoux ;

2° Les *hémoptysies sont rares*, par suite de la fréquence de l'artérite oblitérante (Leyden) ;

3° Le *processus pleural est exceptionnel* ;

4° Les crachats, peu abondants, renferment souvent de grandes quantités de bacilles (von Noorden) ;

5° L'amaigrissement est rapide, malgré un appétit très marqué ; et bien que l'affection évolue sourdement, elle conduit *rapidement* à la mort : parfois en quelques semaines, plus souvent en quelques mois ; le sucre peut disparaître dans la dernière période de la maladie ;

6° L'albuminurie est fréquemment notée et son apparition au cours du diabète devrait, pour certains auteurs, faire soupçonner l'éclosion de la tuberculose.

Formes cliniques. — Les caractères précédents sont loin d'être constants.

Forme lente à rechute. — La tuberculose peut présenter des améliorations suivies de rechute; sa durée peut être très longue; on constate tous les signes de caverne. Bouchardat, Lépine ont insisté sur ces faits; nous avons pu nous-même observer des tuberculeux qui augmentaient de poids et étaient certainement améliorés par un traitement antidiabétique les rendant aglycosuriques. M. Labbé a fait la même constatation. Ces formes lentes sont plus fréquentes chez le vieillard et, pour certains auteurs, chez les arthritiques.

Forme suraiguë. — Il s'agit alors de pneumonie ou de broncho-pneumonie caséeuses. On avait même pensé autrefois que ces formes étaient presque exclusivement secondaires à la tuberculose diabétique.

Forme hémoptoïque. — Rénon, reprenant les observations de Schmidt, Lécorché, Dieulafoy et les siennes propres, estime que les hémoptysies peuvent se rencontrer et qu'elles constituent parfois le signe dominant de la complication pulmonaire; ces formes hémoptoïques, pour Rénon, auraient une évolution plus lente.

2° Tuberculose extra-pulmonaire.

Elles sont beaucoup plus rares. Nous signalerons surtout la tuberculose laryngée, la tuberculose intestinale, la tuberculose surrénale; la méningite tuberculeuse est rare; le tubercule cérébral, pour Naunyn, le serait moins.

Lépine insiste sur l'extrême rareté de la pleurésie et de la péritonite tuberculeuses, et le peu de tendance qu'a la tuberculose chez les diabétiques à envahir les séreuses.

II. — Pneumonie et broncho-pneumonie.

Toutes les complications pulmonaires sont graves chez les diabétiques, qu'il s'agisse de catarrhe, de bronchite, de broncho-pneumonie, car, d'une part, elles ont tendance à évoluer vers la gangrène ; d'autre part, elles diminuent l'ampleur de la respiration, empêchent l'exercice et influent ainsi, en l'abaissant, sur le coefficient d'assimilation.

Mais, dans certains cas, la pneumonie constitue une des complications *les plus graves* du diabète ; elle revêt l'allure, si bien décrite par Bouchardat, de la *pneumonie foudroyante*. Il s'agit dans ces cas presque exclusivement de diabète méconnu, ou de *sujets* suivant mal leur régime et présentant dans les urines de grandes quantités de sucre. Dans le cas contraire, chez les diabétiques simples qui observent fidèlement les prescriptions diététiques, la pneumonie peut évoluer normalement (Bouchardat, Lépine, Naunyn).

La **pneumonie diabétique** débute après un refroidissement, un voyage (Bouchardat, Seegen), le plus souvent insidieusement : pas de frisson violent, de point de côté atroce, d'élévation brusque de la température ; on constate des crachats rouillés contenant du sucre (Lécorché), et surtout de la *dyspnée* ; celle-ci est souvent extrêmement violente. En vingt-quatre ou quarante-huit heures, elle atteint un degré extrême, et le malade succombe. Telle est la pneumonie foudroyante de Bouchardat.

D'autres fois, la durée est plus longue, la pneumonie évolue vers l'hépatisation grise.

Quand le malade guérit, il y aurait tendance à la récidive.

Au cours de la pneumonie, la glycosurie peut diminuer et même disparaître ; parfois, cependant, elle peut temporairement augmenter, mais le fait est exceptionnel.

III. — Maladies associées.

Nous dirons un mot seulement des affections sur lesquelles le terrain diabétique semble avoir le plus d'influence.

Maladies infectieuses. — Les *pyrexies* (grippe, fièvre typhoïde), revêtent un caractère de gravité spéciale. On constate parfois une atténuation de la glycosurie, tenant le plus souvent à une réduction du régime alimentaire.

Cancer. — On a dit que le diabète prédisposait au cancer; en tout cas ce dernier semble évoluer plus rapidement chez les glycosuriques.

Goutte et obésité. — L'association est fréquente. Bouchardat a décrit sous le nom de glycopolyurique une forme de diabète atteignant les gros mangeurs faisant abus de viande et d'alcool.

Néphrite chronique. — Nous avons vu sa fréquence et le cachet de gravité qu'elle imprime au diabète.

Interventions chirurgicales. — Il faudra toujours être sobre d'interventions chez les diabétiques (L. Blum, M. Labbé). Quand l'opération est indispensable on suivra les règles suivantes. Mise au régime avant l'intervention, pour faire cesser la glycosurie. Éviter les régimes inutilement sévères. Proscrire le chloroforme et l'éther, le chlorure d'éthyle est même suspect, recourir surtout aux anesthésiques locaux.

Faire prendre avant l'opération une certaine quantité de bicarbonate de soude. En cas d'acidose, on sera encore plus sobre d'intervention; on mettra les sujets au régime des légumes secs (M. Labbé), du lait, évitant le régime carné.

IV. — FORMES CLINIQUES

Nous devons mettre à la base de toute étude des formes cliniques du diabète, la différenciation des *types fondamentaux du syndrome* basée sur *l'état de la nutrition*. Ce sont ces types que le médecin doit avant tout savoir diagnostiquer car il lui importe au plus haut point de connaître dans un cas donné dans quelle catégorie rentre son malade; le pronostic et le traitement en dépendent.

On peut dire que tout diabète de quelque nature qu'il soit, rentre dans l'un des types précédents.

A côté de ces formes fondamentales, nous décrirons des formes d'après la marche, l'âge et la cause ; mais la différenciation de tous ces types n'est en réalité que très secondaire.

A. — Formes fondamentales.

A l'étude de l'état de la nutrition, nous en avons distingué trois formes : *simple, consomptif* et *mixte*. Pour opérer avec certitude cette différenciation, il est indispensable d'étudier systématiquement l'état du métabolisme. Cependant au point de vue clinique, on peut déjà, rien que par l'examen clinique du malade, son habitus extérieur, distinguer le diabète simple du diabète mixte ; ce sont ces caractères cliniques que nous allons brièvement exposer.

Le *diabète simple* est la forme la plus commune du diabète. Il a un début lent, progressif, insidieux. C'est par hasard qu'on découvre la glycosurie : c'est un ophtalmologiste, un dentiste, un dermatologiste, un neurologiste, consulté pour une cataracte, une chute précoce des dents, du prurit ou de l'eczéma rebelle, des névralgies, qui fait le diagnostic.

L'état général est excellent, non seulement le sujet n'a pas maigri, mais c'est le plus souvent un obèse, gros mangeur, sédentaire, répugnant à tout exercice physique. Sans doute, une fois la glycosurie reconnue, le malade, à l'interrogatoire, accuse-t-il de la fatigue, de l'asthénie, de la polydypsie, de la polyurie, mais tous ces signes sont souvent à l'état d'ébauche, ou tout au moins, sont-ils insuffisants pour éveiller l'attention du patient. La glycosurie est plus ou moins accusée, peu importe, mais elle *disparaît* avec la restriction hydrocarbonée et il n'*existe pas de corps acétoniques* dans les urines. Ce diabète simple a une évolution de durée quasi indéfinie à moins qu'une infection, une pneumonie, la tuberculose n'emporte brusquement le malade. D'autres fois, une plaie insignifiante s'envenime, suppure, et, en quelques jours, une gangrène foudroyante cause la mort. Enfin, dans d'autres cas, les fautes d'hygiène persistantes se surajoutent au diabète; le rein se fatigue, devient insuffisant; la pression artérielle s'élève, et des troubles urémiques font leur apparition.

Le pronostic de ce type de diabète peut être fondé sur les deux points suivants : d'une part la façon dont le régime est suivi, d'autre part le taux du coefficient d'assimilation hydrocarbonée.

Un diabétique simple qui *suit exactement son régime* et qui n'a pas de glycosurie voit peu à peu son coefficient d'assimilation hydrocarbonée *s'améliorer à tel point* que, dans les repas quotidiens, la restriction alimentaire devient à peine sensible. Dans le cas contraire, le diabète s'aggrave car le taux du coefficient d'assimilation hydrocarbonée baisse de plus en plus et on peut voir ainsi un diabète simple dégénérer peu à peu en diabète consomptif.

Un deuxième élément pronostique est à considérer; c'est le *taux même du coefficient d'assimilation hydro-carbonée.*

On peut dire que la gravité du diabète simple est fonction directe de ce taux et qu'à côté de formes bénignes, il existe des formes graves dans lesquelles le coefficient d'assimilation est fort peu élevé. Des crises d'acidose peuvent accidentellement survenir; il existe en réalité tous les intermédiaires entre cette forme et la suivante.

Le *diabète consomptif* a un tout autre aspect clinique. L'affection débute souvent brusquement et, très rapidement, l'état général est à ce point atteint que c'est *pour l'affection diabétique* que le médecin est consulté. Polydypsie, polyurie, polyphagie sont souvent très marquées, il en est de même de la glycosurie bien qu'en réalité le taux de celle-ci soit indépendant de la forme du syndrome. Le sujet est très amaigri. Les traits tirés, le visage émacié, il flotte dans ses vêtements devenus en quelques jours trop larges; il se fatigue au moindre effort, cesse toute occupation suivie; le plus léger exercice physique, la moindre occupation intellectuelle sont pour lui un véritable supplice. La langue est sèche, racornie, l'haleine forte exhale une odeur spéciale tellement accusée, qu'on peut à distance faire le diagnostic. Cette odeur, que répand le malade et dont il est comme imprégné, est faite à la fois d'exhalation d'acétone, et de cette senteur si particulière qu'on éprouve en approchant une cage de fauve; l'abus de la viande en est très probablement, en partie, la cause.

Vient-on à examiner les urines, on constate une réaction de Gerhardt très nette, la glycosurie ne disparaît pas, même avec la restriction des hydrates de carbone, restriction dont il faut être du reste *très sobre* et qui peut être *dangereuse.*

On peut dire que dans cette forme *tout est prétexte à coma.* Autant le pronostic était relativement bénin dans le diabète simple, autant dans le diabète consomptif doit-il être *réservé.* On peut constater des améliorations passagères mais il est bien rare que, dans la forme typique, la mort ne survienne pas en un à deux ans, trois ans au plus. Pendant ces trois années, la vie du sujet est un perpétuel martyr; amblyopie, amaurose, prurit rebelle, névralgies tenaces, toutes les petites complications du diabète viennent rendre plus pénible au malade son existence précaire et misérable. Le coma ou la tuberculose marquent la fin de ses souffrances.

Sans doute peut-on décrire des formes à évolution plus longue, à aggravation également lente et progressive ; il s'agit rarement alors de sujets jeunes mais de diabétiques déjà âgés. Avec un régime bien compris dans lequel les hydrates de carbone sont sagement mesurés, où les graisses et les albuminoïdes n'entrent que pour une part strictement défini, on peut voir quelques-uns de ces sujets mener une vie supportable pendant un nombre d'années plus élevé; mais ces patients sont des êtres fragiles à qui tout excès de fatigue, toute émotion morale sont interdits et qui doivent éviter avec soin toute infection si minime, si bénigne soit-elle.

B. — Formes d'après la marche.

Diabète aigu. — Les diabètes à évolution très rapide et graves sont presque spéciaux à l'enfant et à l'adolescent. On a décrit chez l'adulte des diabètes bénins à évolution rapide se terminant par la guérison ; ces faits sont rares.

Diabète intermittent. — Dans les diabètes intermittents, à court terme, la glycosurie n'apparaît que dans certaines émissions pendant les 24 heures. Il s'agit là pour nous de véritable diabète, c'est-à-dire d'un abaissement dans le coefficient d'assimilation hydrocarboné, le pronostic est souvent mais non toujours assez bénin. Le diabète intermittent à long terme se rapporte à des sujets qui n'excrètent de sucre que certains jours ; chez quelques-uns cette excrétion est conditionnée par un excès alimentaire, toujours le même, chez d'autres il s'agit de diabétique dont le coefficient d'assimilation subit des variations sous des influences diverses. On a décrit enfin des diabètes alternant avec la phosphaturie, avec une crise de goutte, etc.

Diabète transitoire. — On a décrit des diabètes transitoires à la suite de certaines infections (oreillons) (Laignel-Lavastine, Marcel Labbé).

C. — Formes d'après l'âge.

Diabète de l'enfant. — Le diabète peut survenir chez le nourrisson, il n'est pas exceptionnel chez le jeune enfant. Il s'agit toujours de formes graves ; avec prédominance de troubles digestifs surtout chez les nourrissons, une évolution rapide et une terminaison habituelle par coma. La forme la plus fréquente est le diabète consomptif, il existe des cas rares de diabète simple, la tuberculose est relativement rare.

Il est exceptionnel que la durée du diabète dépasse trois ans, elle est habituellement d'un an et parfois moindre.

Diabète du vieillard. — Son évolution est lente même dans la forme consomptive.

D. — Formes d'après l'agent provocateur.

A. *Diabète traumatique*. — Le diabète traumatique, qu'il soit secondaire à un trauma crânien ou périphérique ou même à une commotion psychique, se révèle sous deux aspects différents.

1° **Forme précoce aiguë**. — Les symptômes débutent dans les *premiers jours* après l'accident (deux à huit jours); ils atteignent rapidement leur maximum d'intensité, et le tableau classique du diabète se trouve constitué : polydypsie, polyurie. Les symptômes de commotion cérébrale s'amendent rapidement et la guérison survient en deux semaines à trois mois. Le pronostic devient plus sévère si la maladie se prolonge après six mois; il reste alors bien peu de chances de guérison.

Doit-on distinguer ce diabète précoce aigu de la glycosurie traumatique? Au point de vue pathogénique, le mécanisme est le même : il s'agit d'un trouble passager dans l'assimilation des hydrates de carbone. Au point de vue clinique, la glycosurie traumatique se différencie du diabète par sa très courte durée, l'absence des autres signes concomitants du diabète. En réalité, la glycosurie traumatique peut être très passagère et survenir comme un épisode banal au cours des fractures, des entorses, des contusions musculaires simples, mais parfois elle peut durer plusieurs semaines, et, si la quantité de sucre éliminé n'atteint souvent pas 1 p. 100, elle peut s'élever parfois à 20 et 30 grammes par litre. Il s'agit là de types de transition. L'absence des signes habituels du diabète autres que la glycosurie n'est pas pour nous une raison suffisante pour écarter le diagnostic de diabète vrai dans certains cas.

Cette forme précoce aiguë est de pronostic bénin; parfois la polyurie simple persiste un certain temps.

2° La forme retardée ou chronique débute souvent longtemps après le traumatisme (plusieurs mois à trois ans). Elle s'installe très lentement, insidieusement. Son tableau clinique est celui du diabète simple ou du diabète consomptif. L'albuminurie est fréquente, les complications nerveuses sont souvent notées : ce sont des troubles intellectuels (insomnie, apathie, hypochondrie), des troubles de la sensibilité (douleurs persistantes localisées surtout au point traumatisé), des troubles de la motilité (paralysies, tremblement).

Le début de ce diabète est souvent très insidieux et il sera important pour le médecin légiste de dépister les plus petits signes révélateurs du début de la maladie (troubles urinaires, génitaux, asthénie, etc.).

Cette forme a une évolution fréquemment très longue; on a signalé des guérisons passagères ou mêmes définitives, mais elles sont rares; en général, la mort survient soit dans le coma, soit par tuberculose pulmonaire.

La question du diabète traumatique intéresse à la fois le médecin légiste et le médecin de compagnies d'assurance au point de vue *des accidents du travail*.

Le diabète précoce aigu, passager, ne constitue pas une cause d'incapacité permanente : « Le demi-salaire et les frais médicaux pharmaceutiques sont seuls dus au patient (Corson)».

Le diabète chronique serait, pour Forgue et Jeanbrau, une cause d'incapacité permanente réduisant des deux tiers la capacité de travail.

Le diabète traumatique doit être différencié d'une glycosurie relevant de supercherie.

Quant aux rapports entre les diabétiques et les compagnies d'assurances, nous nous trouvons en présence de deux opinions.

Pour certains médecins, tout diabétique doit être refusé par une compagnie d'assurance, sauf ceux atteints de glycosurie accidentelle de courte durée, disparue depuis au moins cinq ans.

Il semble qu'on pourrait être moins absolu. Pour juger correctement de l'état d'un diabétique, il faut étudier l'état de sa nutrition. Tout diabétique consomptif doit être refusé. Quant au diabétique simple, on devra mettre à part les sujets à coefficient d'assimilation élevé, avec tension artérielle et azotémie normales. Ces sujets peuvent être ajournés à trois ou six mois et si, après ce laps de temps, le coefficient reste élevé, si la tension artérielle et l'azotémie continuent à être normales, on pourrait envisager leur acceptation sous certaines réserves.

B. *Diabète syphilitique.* — Caractères cliniques dénotant l'origine syphilitique du diabète. — Troller, après avoir exposé les différents types de diabète syphilitique, discute avec raison les quatre conditions ordinairement exigées pour certifier la nature syphilitique du diabète.

1° *Apparition du diabète postérieurement à la syphilis*; il peut être difficile d'établir exactement le début des deux affections;

2° *Apparition du diabète en même temps que d'autres manifestations spécifiques*; cette condition n'a qu'une valeur très relative. La coexistence chez un sujet d'une réaction de Wassermann positive et de diabète n'implique pas nécessairement la nature syphilitique du diabète;

3° *Guérison du diabète par le traitement spécifique.* Le mercure ou l'arsenic pourrait peut-être agir sur des diabètes non syphilitiques. Cependant, lorsque le traitement spécifique amène une disparition rapide et complète des accidents, on est en droit d'admettre l'origine syphilitique des accidents;

4° De plus, une lésion peut très bien être syphilitique et le traitement antisyphilitique *n'avoir aucune influence sur elle.* Aussi, si l'action nette du traitement antisyphilitique possède une réelle valeur diagnostique, l'impuissance thérapeutique de ce traitement n'implique pas nécessairement l'absence certaine de la nature syphilitique des accidents.

Formes cliniques. — I. Diabète syphilitique de la période secondaire. — On a décrit, à cette période, de la glycosurie simple sans autre signe. Pour nous, il n'y aurait pas de différence essentielle entre ces glycosuries et le diabète; il est fort possible que le coefficient d'assimilation des hydrates de carbone soit passagèrement diminué sous l'iufluence de l'infection syphilitique, et que le trouble soit à ce point léger qu'il disparaisse même sans traitement, mais il existe des cas de transition montrant que ces glycosuries légères peuvent se prolonger et conduire au diabète véritable.

A côté de ces glycosuries *passagères ou prolongées,* toujours minimes, on peut voir survenir d'emblée, à la période secondaire, de la glycosurie intense avec tous les signes du diabète (Fournier, Danlos); dans l'observation de Danlos, les accidents seraient survenus brusquement dix-neuf jours après la suppression de crises d'épilepsie jacksonienne; il est juste d'ajouter que le sucre ne disparut pas complètement sous l'influence du traitement antisyphilitique.

Fournier pense que le diabète précoce dans la syphilis secondaire s'accompagne presque toujours de symptômes nerveux et relève ordinairement de lésions cérébrales.

II. Diabète tertiaire. — a) Le *diabète d'origine nerveuse* s'accompagne de troubles cérébraux : paralysie des nerfs crâniens, accès épileptiformes. La polydypsie et la polyurie sont assez accusées, la glycosurie n'est jamais très considérable ; en général, il s'agit de diabète simple.

Troller fait remarquer avec justesse que la nature nerveuse du diabète ne découle pas nécessairement de l'existence de paralysie des nerfs crâniens, celle-ci pouvant relever du seul diabète. Les accidents disparaîtraient sous l'influence du traitement mercuriel et ioduré.

b) *Le diabète d'origine pancréatique.* — On a rapporté des observations de diabète ressemblant au diabète consomptif et où furent notées des lésions de pancréatite scléreuse (mais celle-ci était-elle syphilitique?) Carnot et Harvier ont publié un cas de pancréatite scléro-gommeuse avec diabète.

III. Diabète parasyphilitique. — Le rôle de la syphilis dans l'éclosion d'un diabète dix à vingt ans après le chancre est infiniment probable, mais le diagnostic de sa nature réellement syphilitique est bien difficile à faire.

IV. Diabète hérédo-syphilitique. — Shnee prétendait que presque tous les diabètes de nature inconnue étaient d'origine hérédo-syphilitique ; cette opinion est évidemment exagérée, mais il est certain que le diabète hérédo-syphilitique n'est pas exceptionnel ; il survient souvent chez l'enfant (Lemonnier).

Nous n'avons décrit, jusqu'ici, que le diabète relevant d'une lésion syphilitique déterminée : nerveuse ou pancréatique, mais il est fort possible que la syphilis agisse autrement pour déterminer le diabète ;

elle peut, chez un prédisposé, constituer la cause provocatrice d'accidents qui seraient sans elle demeurés latents; elle peut même, à elle seule, déterminer des lésions glandulaires et, consécutivement, des troubles nutritifs amenant le diabète. On a même pu voir un diabète insipide de nature syphilitique (Mayer) se compliquer secondairement de diabète sucré.

E. — Formes anatomo-cliniques.

Nous avons vu combien était complexe la physiologie pathologique du diabète. On n'est pas, au point de vue pathogénique, en droit de qualifier de thyroïdien, hypophysaire, hépatique, un diabète dans lequel on trouve une lésion de l'une quelconque de ces glandes; il est infiniment probable que la lésion exclusive de l'une de celles-ci est insuffisante à elle seule à produire le diabète; le mécanisme est plus complexe. Par contre, on peut, au point de vue clinique, sans préjuger en rien du mécanisme pathogénique, décrire des diabètes au cours des lésions du foie, de la thyroïde, de l'hypophyse, etc., c'est en se basant sur ce point de vue seul que nous exposerons ici les caractères de ces différentes formes cliniques de diabète.

1° **Diabète nerveux.** — Il affecte habituellement la forme clinique du diabète simple; on a pu parfois noter des guérisons lorsque la lésion nerveuse est elle-même réparable. Si les névralgies, les névrites, les paralysies sont assez fréquentes dans cette forme, ce serait une erreur grave de se baser sur l'intensité de ces signes pour admettre la nature nerveuse d'un cas de diabète déterminé.

2° **Diabètes glandulaires.**

A. *Diabète hépatique.* — Le foie peut présenter des troubles variables chez les diabétiques.

Tantôt l'altération hépatique est primitive et semble être la cause directe (diabète hépatique primitif).

Tantôt, au contraire, le diabète est primitif et le trouble nutritif amène au niveau de l'organe hépatique des modifications qui peuvent influer secondairement sur la marche de la maladie (diabète hépatique secondaire).

1° **Diabète hépatique secondaire.**

Le diabète se complique des manifestations hépatiques suivantes.

a) *Hépatalgie*. — Glénard, puis Gilbert et Lereboullet, ont insisté sur ces faits ; la douleur hépatique peut n'être qu'une simple sensation de pesanteur, spontanée ou provoquée, au niveau de l'hypocondre droit. D'autres fois la douleur est plus violente. Le degré de cette hépatalgie va souvent de pair avec l'élévation du taux de la glycosurie (Gilbert et Lereboullet).

b) *Hépatomégalie*. — L'augmentation de volume est totale ou partielle. Dans le premier cas, le foie est simplement hypertrophié ; il n'est pas dur et « semble fuir pour ainsi dire sous la main qui le palpe, si bien qu'il faut une certaine habitude pour arriver à repérer les limites d'un tel foie » (Castaigne).

D'autres fois, l'hypertrophie est partielle ; c'est d'abord l'hypertrophie du lobe droit, puis du lobe médian ; puis des trois lobes ; quand l'hypertrophie est partielle, elle peut régresser sans disparaître complètement (Glénard).

c) *Cirrhoses veineuses*. — Il s'agit de cirrhose hypertrophique (Triboulet), qui ne s'accompagne ordinairement ni d'ictère, ni d'ascite, ni de circulation veineuse collatérale. Lorsque l'ascite existe, le liquide renferme du sucre (Lépine, Dieulafoy), et le taux de ce dernier subit les mêmes fluctuations que le sucre urinaire ; l'ascite sucrée se reproduirait plus vite que l'ascite non sucrée.

Les diabétiques atteints de cirrhose veineuse deviennent fréquemment tuberculeux et meurent souvent de granulie (Castaigne).

d) L'*ictère* peut survenir au cours du diabète d'une façon temporaire (Parmentier et Chabrol).

La lésion hépatique secondaire aggrave certainement le pronostic du diabète ; cependant il est rare que l'on constate les grands signes de l'insuffisance hépatique.

2° **Diabète hépatique primitif. — Étiologie.** — Certaines cirrhoses hypertrophiques du foie peuvent déterminer l'éclosion du diabète (Gilbert et Lereboullet), à ce point même que, lorsqu'on agit sur la lésion hépatique, on peut faire disparaître le diabète. Parfois l'altération hépatique primitive ne s'est pas révélée par un complexus clinique ; c'est à l'occasion d'une infection (fièvre typhoïde, pneumonie, érysipèle) qu'éclate l'insuffisance hépatique

Symptômes. — I. DIABÈTE. — L'insuffisance d'assimilation des hydrates de carbone ne se révèle que par la glycosurie alimentaire ou l'injection sous-cutanée de glucose. Parfois même, les modifications de l'organe sont à ce point passagères que le trouble nutritif l'est également (glycosurie de la colique hépatique, des maladies infectieuses, de la grossesse). D'autres fois, c'est au cours d'une cirrhose atrophique typique que cet état de diabète latent se révèle par l'examen fractionné des urines avec ou sans ingestion surabondante de glucose.

II. DIABÈTE HÉPATIQUE PROPREMENT DIT. — Il existe au point de vue clinique deux grands types de diabète étudiés par Gilbert, Castaigne et Lereboullet : le *diabète par anhépathie*, le *diabète par hyperhépatie.*

12

Peut-on reconnaître à ces deux types des caractères particuliers ? Sans doute, dans la majorité des cas ; mais, comme le font remarquer Gilbert et Lereboullet dans un travail récent : « Si réelle que soit la division autrefois établie, la conception théorique émise à son propos est donc vraisemblablement revisable » ; il ne faut donc pas prendre les termes d'anhépatie et d'hyperhépatie dans un sens strictement littéral ; mais, au point de vue clinique, les deux types créés par Gilbert et ses élèves conservent toute leur valeur.

1° *Diabète par anhépatie* (Gilbert, P. E. Weil, Lereboullet). — Il s'agit habituellement d'un *diabète simple*, la glycosurie est toujours peu marquée, fortement influencée par l'heure des repas ; il existe des signes d'anhépatie concomitante : hypoazoturie, hypertoxicité urinaire, indicanurie (Gilbert et Weil), cholémie légère se traduisant par de l'urobilinurie, tendance aux hémorragies, etc. ; mais parfois on peut se trouver en présence d'insuffisances hépatiques dissociées.

L'insuffisance hépatique, pour Baudouin, se révélerait surtout par la recherche du coefficient glycémique, qui est alors très supérieur à 1 et voisin de 2 sans dépasser 3. Le foie est souvent hypertrophié Les grands signes habituels du diabète font défaut : polyurie, polydypsie, polyphagie, amaigrissement ; on peut cependant constater tous les petits accidents du diabète (furoncle, anthrax, gingivite expulsive, etc.). Le malade meurt rarement dans le coma, plus ordinairement avec des signes de tuberculose pulmonaire. Le diabète serait amélioré, soit par l'opothérapie hépatique, soit par les excitants de la cellule hépatique (alcalins).

2° *Diabète par hyperhépatie.* (Gilbert, Castaigne, Lereboullet). — La glycosurie est ordinairement très abondante (100 à 150, parfois 600 grammes); l'influence de l'alimentation est plus tardive (cinq à six heures après le repas) ; il existe de l'hyperazoturie. Le foie est *gros* et *douloureux*, mais ne donne pas la sensation de dureté qu'on constate dans la forme par anhépathie, relevant d'une cirrhose veineuse. L'opothérapie hépatique exagère la glycosurie.

Le tableau clinique du diabète se rapproche assez fréquemment du *diabète consomptif*, ou tout au moins plus fréquemment qu'en cas de diabète par anhépatie; la polyurie, la polydypsie, la polyphagie, l'amaigrissement sont marqués et le malade meurt soit dans le coma, soit par gangrène, soit dans un véritable état de cachexie. D'autres fois il s'agit de *diabète simple.*

Le diabète par hyperhépatie relèverait, pour Gilbert et Lereboullet, de causes très variées, et à côté du diabète hépatique proprement dit, il faudrait ranger dans ce groupe certains diabètes pancréatiques, nerveux, hypophysaires.

3° **Diabète bronzé.** — Hanot et Chauffard, en 1882, ont individualisé un type clinique, entrevu précédemment par Trousseau, Troisier, et caractérisé par un diabète grave, une hypertrophie considérable du foie et de la mélanodermie.

Étiologie. — Il s'observe chez les adultes de trente-cinq à cinquante ans. Le malade est parfois un diabétique avéré; d'autres fois il s'agit d'un diabète latent; le rôle de l'alcoolisme paraît probable, celui du traumatisme plus discutable; ce syndrome serait plus fréquent chez l'homme.

Symptômes. — Début. — Il est parfois brusque avec d'emblée la triade classique; le plus souvent le début se fait au cours d'un grand diabète confirmé (Castaigne).

État. — Trois symptômes sont prédominants :

Mélanodermie. — Le malade est uniformément pigmenté, de teinte mine de plomb, avec des reflets ardoisés ; il n'existe pas, comme dans la maladie d'Addison, des pointillés ou des plaques. Cette pigmentation est surtout intense au niveau des organes génitaux (verge, scrotum), des pieds, des mains, du cou et de la face. Elle ne respecte pas toujours les muqueuses.

Hypertrophie du foie. — Le ventre est très ballonné, avec une légère circulation collatérale se dessinant sur la paroi ; mais l'ascite est ordinairement minime. Le foie est très hypertrophié ; il dépasse les fausses côtes de plusieurs travers de doigt ; d'une dureté ligneuse, il est douloureux à la palpation.

La rate est hypertrophiée.

Diabète. — On peut constater soit de la glycosurie passagère ou tout au moins facilement réductible par le traitement, c'est-à-dire le diabète simple, soit le diabète à type consomptif : forte glycosurie (150 à 200 grammes), s'atténuant mais ne disparaissant pas sous l'influence du régime sans hydrates de carbone (Naunyn), amaigrissement extrême, hyperazoturie, polyurie considérable (3 à 6 litres), polyphagie, polydypsie, asthénie extrême, etc., etc. Bientôt, du reste, l'inappétence devient absolue.

Marche. Terminaison. — L'affection a une marche rapide et progressive, bien que parfois on ait pu observer des pseudo-rémissions avec atténuation de l'hypertrophie du foie, de la mélanodermie, de la glycosurie ; la diminution et même la disparition de celle-ci est très souvent de mauvais pronostic.

La mort survient entre 6 à 9 mois. La terminaison habituelle est le coma. Parfois c'est une complication qui emporte le malade (pneumonie, péritonite).

Nous ne nous occuperons pas ici de la physiologie pathologique du diabète bronzé et du rapport entre le pigment ocre infiltrant l'organe, la lésion cirrhotique et le diabète. De nombreuses théories ont été proposées à ce sujet faisant jouer un rôle prépondérant soit au foie lui-même, soit à la lésion sanguine (hémolyse).

B. **Diabète pancréatique.** — Le diabète peut chez l'homme survenir au cours d'affections du pancréas (lithiase, kyste, pancréatite). Nous n'avons pas à discuter ici le rôle du pancréas dans l'éclosion du diabète.

Nous ne nous occuperons que du seul point de vue clinique.

Le diabète pancréatique, contrairement à ce qu'admettait Lancereaux, ne présente, à ne considérer que le diabète lui-même, *aucune individualité clinique*. On ne saurait trop s'élever contre la dénomination de diabète pancréatique pour caractériser le diabète dit maigre. En réalité le diabète pancréatique évolue souvent mais non toujours à la façon du diabète consomptif. On peut très bien voir des diabètes pancréatiques se présenter suivant le type du diabète simple.

La lésion du pancréas dans le diabète ne peut être diagnostiquée cliniquement que par les seuls signes extra-diabétiques traduisant l'insuffisance de fonctionnement pancréatique ; parmi les nombreux procédés d'examen décelant cette insuffisance, nous retiendrons surtout l'expérience des noyaux de Schmidt, la méthode de tubage duodénal avec le tube d'Einhorn préconisée par Carnot et Mauban et, accessoirement, parce que moins fidèles, la recherche de l'amylase sanguine urinaire et fécale, le dosage des graisses fécales, la recherche des hemoconies et le dosage de la graisse sanguine après repas d'épreuve (Lemierre et Laudat)..

C. Diabète hypophysaire. — Le diabète ne présente en lui-même aucun caractère particulier. Nous signalerons simplement le chiffre très élevé de la glycosurie et le taux considérable de la polyurie; ces symptômes quoique fréquents ne sont pas absolument constants; on a dit que c'était dans le diabète hypophysaire qu'on avait constaté les chiffres de sucre urinaire les plus considérables (800 à 1.200 grammes par jour). Les symptomes hypophysaires se caractérisent par de l'acromégalie, du gigantisme, de l'hémianopsie bitemporale; une déformation de la selle turcique. L'opothérapie hypophysaire exagère parfois la glycosurie.

Les tumeurs de la *glande pinéale* avec augmentation de la taille, hypertrophie des organes génitaux, pilosité anormale, obésité, s'accompagnent plutôt de diabète insipide que de diabète sucré.

D. Diabète thyroïdien. — On a recherché d'une façon systématique la fréquence de l'association de la maladie de Basedow et du diabète. Gastaud a relaté chez 3 p. 100 des basedowiens de la glycosurie.

Pour Sainton et Gastaud, on peut constater soit une forme durable grave, soit une forme légère transitoire. Marcel Labbé relate toutes les formes cliniques du diabète dans la maladie de Basedow; la glycosurie semble plus résistante et plus indépendante du régime que dans les diabètes ordinaires. De plus l'acidose serait fréquente, par suite très probablement de l'intensité des troubles du métabolisme azoté. Il semble que, dans ce diabète, la thérapeutique visant le corps thyroïde (iode) possède une réelle efficacité. Strauss signale la fréquence de la galactosurie alimentaire. Rohdenburg a étudié les effets de l'ingestion de corps thyroïde dans le diabète et conclut, en cas d'exagération de la glycosurie, à la thyroïdectomie partielle. Mc Gaskey étudie les rapports entre l'hyperglycémie et l'hyperthyroïdisme ; il existerait un défaut de parallélisme entre l'hyperglycémie et l'augmentation du métabolisme ; on constate une élévation très rapide et très intense du taux de la glycémie après l'ingestion de glycose. Les Américains ont insisté sur l'augmentation fréquente du métabolisme basal, dans la maladie de Basedow. Claude relate l'importance de l'étude des tests biologiques dans la maladie de Basedow ; il note tout spécialement les effets des injections d'extraits hypophysaires et d'adrénaline. Après celles-ci, la glycosurie est très accusée (Claude, Baudouin et Porak).

Dans le myxœdème, le diabète fait défaut et les sujets présentent au contraire une élévation de leur pouvoir d'assimilation pour les hydrates de carbone, le traitement opothérapique peut déterminer de la glycosurie.

E. **Diabète surrénal.** — On peut simplement, à ce sujet, relater qu'il existe un certain nombre de diabétiques chez lesquels on a constaté des lésions surrénales (tumeur, etc.). Les malades atteints de néphrites chroniques avec manifestations surrénales sont souvent hyperglycémiques ; par contre la glycosurie est rare. L'injection d'adrénaline à des diabétiques exagère notablement la glycosurie (chez le sujet normal une même dose ne provoque qu'une très faible glycosurie passagère).

L'hirsutisme d'Apert se caractérise par du virilisme, de l'obésité, de la glycosurie. P. E. Weil et Plichet ont décrit chez les femmes à barbe avec sclérose ovarienne un véritable diabète. S'agit-il dans ce dernier cas de troubles surrénaux surajoutés ou de lésions purement ovariennes ? Il semble bien qu'encore ici interviennent les inter-actions glandulaires.

F. Diabète rénal. — La question du diabète rénal mériterait d'être reprise complètement.

Certains cas de diabète ne s'accompagnent pas d'hyperglycémie, faut-il admettre dans ces cas que l'abaissement du seuil du glucose est à la base même des accidents ? Il resterait à démontrer la cause de cet abaissement du seuil ; or, jusqu'ici aucune explication n'a pu en être fournie.

Le rôle du rein dans la production de la glycosurie est peut-être beaucoup plus important qu'on ne le pense généralement. Il est certain que l'hyperglycémie (sucre libre et protéidique) est fréquente chez les néphritiques azotémiques gravement atteints, il n'existe pourtant pas de glycosurie ; cette imperméabilité du rein au sucre permet de penser qu'il peut exister des troubles graves dans le métabolisme hydrocarboné sans qu'ils se manifestent par de la glycosurie.

Le rôle du rein dans le diabète peut donc être double ; il peut laisser passer dans les urines du sucre alors que ce dernier est en quantité normale dans le sang, il peut entraver l'excrétion du sucre qui est à un taux excessif dans le sang.

Faut-il dès lors admettre dans le premier cas qu'il n'existe pas en réalité de trouble dans le métabolisme général des hydrates de carbone et que la seule cause de la glycosurie réside dans un fonctionnement anormal du rein ? Nous ne saurions encore l'affirmer.

V. PRONOSTIC DU DIABÈTE

Le pronostic du diabète est fondé en premier lieu sur l'état de la nutrition du diabétique, en second lieu sur une série de facteurs accessoires pouvant intervenir.

1º État de la nutrition. — S'agit-il de diabète simple à pronostic relativement bénin, ou de diabète consomptif à évolution grave fatale à brève échéance? Le coefficient d'assimilation est-il bas ou élevé? Ces deux points ont une importance capitale.

2º Facteurs accessoires.

a) *Le traitement suivi.* — Une thérapeutique rationnelle peut atténuer d'une façon plus ou moins intense la gravité d'un cas déterminé de diabète. Un traitement défectueux peut être la cause des pires complications. *S'agit-il d'un diabète consomptif,* la suppression des féculents peut amener en quelques jours, en quelques heures, l'apparition du coma.

S'agit-il d'un diabète simple, un régime, inutilement sévère, basé sur une compréhension défectueuse du coefficient d'assimilation, provoque l'apparition de l'acidose. Il faut donner au diabétique « *le maximum de féculents qu'il peut assimiler* » (Bouchardat) ; il est inutile et dangereux de restreindre les féculents sans raison. L'absence de tout traitement dans le diabète simple détermine une aggravation progressive de la maladie.

b) *L'existence de complications.* — Le diabétique doit être considéré comme un perpétuel valétudinaire ; il faut le mettre à l'abri de tout traumatisme, de toute infection, de toute intoxication ; la peau du diabétique, notamment, doit être surveillée avec le plus grand soin. Nous ferons rentrer la grossesse comme un événement assombrissant le pronostic du diabète; cependant, si trop souvent le travail de l'accouchement amène le coma diabétique, on a signalé des cas où l'accouchement s'est fait normalement et a même parfois amené une rémission temporaire du diabète. L'état du fonctionnement rénal est également très important.

c) **Le diagnostic précoce de la maladie.** — Si nous voyons beaucoup de diabétiques succomber à la tuberculose, à la gangrène, c'est que leur affection n'avait pas été diagnostiquée antérieurement. Un *diabétique simple* qui se soigne *de bonne heure*, et dont le coefficient d'assimilation est suffisamment élevé est atteint d'une maladie *relativement bénigne*.

d) **L'âge du malade.** — Les diabètes des sujets jeunes sont plus graves, ont une évolution plus rapide.

e) **L'intensité de la glycosurie** n'a par elle-même aucune valeur pronostique.

Le diabétique peut-il guérir? Oui, dans certains cas bien déterminés.

Ce sont tout d'abord les diabètes d'origine syphilitique; ce sont, d'autre part, les diabètes relevant d'une lésion curable d'un organe et particulièrement d'une lésion traumatique cérébrale; Naunyn fait remarquer que la guérison survient dans ces cas en moins de trois mois.

En dehors de ces cas, la guérison peut-elle être notée?

Nous avons vu que, sous l'influence d'un traitement bien conduit, le coefficient d'assimilation en cas de diabète simple peut s'élever progressivement; cette élévation, tout en ne correspondant pas encore à la limite d'assimilation normale, peut être suffisante pour qu'on parle de guérison. Car ce serait une erreur d'admettre que la guérison du diabète ne peut être admise que lorsque le malade peut supporter une ingestion *excessive* d'amylacés.

Par contre, le retour complet au taux normal d'assimilation est exceptionnel.

Nous admettrons donc que, dans un certain nombre de cas de diabète simple à coefficient très élevé, on peut assimiler l'état du malade à une véritable guérison.

La disparition de la glycosurie ne signifie pas guérison ou disparition du diabète.

Elle peut relever de complications (maladies infectieuses, néoplasme) et réapparaître, ces complications terminées.

Elle peut relever de la thérapeutique suivie. La disparition du sucre sous l'influence de médicaments souvent dangereux n'implique nullement une guérison de la maladie ; l'état pathologique, constituant le substratum même de la maladie, subsiste.

Elle peut enfin résulter de la cure, avec régime diététique approprié. L'absence de sucre obtenue, grâce à un régime rationnel, n'indique nullement que le diabète ait disparu, car la moindre infraction au régime suffit à faire éclore de nouveau le sucre. On peut voir aussi des diabètes réapparaître brusquement sous l'influence d'émotions, de chagrins, d'excès de travail physique ou intellectuel, de troubles gastro-intestinaux, pulmonaires, de maladies infectieuses, de traumatismes qui abaissent brusquement le coefficient d'assimilation. Avec le régime antérieurement suivi, le malade, qui avait des urines aglycosuriques, émet du sucre ; on parle de récidive, de rechute, de réapparition du diabète ; en réalité, il s'agit bien là d'une aggravation, parfois passagère, souvent durable ; mais l'état diabétique, c'est-à-dire « le trouble nutritif » n'avait nullement disparu.

DIAGNOSTIC

Nous ne discuterons pas ici le diagnostic différentiel du diabète.

La présence de sucre dans l'urine suffit-elle pour affirmer le diabète? Certainement pas.

Il peut exister des glycosuries non diabétiques : en réalité il s'agit là de faits très particuliers, résultant d'un trouble de la nutrition passager survenant sous l'influence d'un trauma, d'une maladie infectieuse, d'une intoxication, d'un trouble gastro-intestinal, etc. les glycosuries transitoires ne sont évidemment pas à proprement parler du diabète. Elles indiquent cependant que le sujet, qui en est atteint, présente une sorte de débilité dans l'état de sa nutrition et qu'il devra surveiller un peu son régime et éviter tout excès alimentaire hydrocarboné ou autre. On peut affirmer que de pareils sujets sont des candidats au diabète; il est fort possible qu'ils ne deviennent jamais diabétiques mais ils ont certainement, plus qu'un autre individu, une propension à le devenir. Aussi ces glycosuries passagères doivent être surveillées et il suffira bien souvent de quelques règles diabétiques peu sévères pour conjurer le danger, qui lui-même peut être transitoire. Un trouble portant sur l'un quelconque des organes qui règlent l'assimilation des hydrates de carbone, peut survenir sous l'influence d'une infection ou d'une intoxication; même des lésions légères peuvent être à l'origine de ce trouble; or, comme Allen l'a montré, en ce qui concerne le pancréas, il suffit de donner au malade un régime dans lequel son coefficient d'assimilation hydrocarboné ne soit pas dépassé pour que la guérison survienne; en d'autres cas, le diabète, s'installe, définitif.

Ces *états pré-diabétiques* ont donc une grosse importance en clinique ; le médecin doit les connaître et savoir agir efficacement sur eux ; il peut ainsi empêcher de se développer une maladie définitive de la nutrition.

De même que la glycosurie ne caractérise pas à elle seule le diabète, de même on peut fort bien imaginer des diabètes sans glycosurie. Un diabétique à rein très fortement atteint, ne peut plus excréter son sucre ; la glycémie a ici une toute autre importance que la glycosurie.

Le DIAGNOSTIC DE DIABÈTE, étant posé, les diabètes dits *insipides* ou la polyurie survient sans glycosurie, étant éliminés, le MÉDECIN DOIT IMMÉDIATEMENT CHERCHER A QUELLES FORMES DE DIABÈTE IL A AFFAIRE : cette distinction est capitale, non seulement au point de vue du diagnostic et du pronostic, mais encore du traitement.

On commencera tout d'abord par pratiquer la réaction de Gérhardt ou celle de Legal-Denigès. *Il est impossible de poser un diagnostic et de traiter correctement un diabétique sans avoir pratiqué cette recherche.*

S'agit-il d'un diabète simple ou d'un diabète consomptif?

Deux cas pratiquement peuvent se produire :

1° La *réaction est positive.* — Il est alors dangereux de supprimer les hydrates de carbone de l'alimentation. On ne cherchera pas d'emblée le coefficient d'assimilation hydro-carboné ; on étudiera avec soin l'état du métabolisme des graisses et des albuminoïdes en évitant toute variation brusque.

2° La *réaction est négative.* — On parachèvera le diagnostic en recherchant le coefficient quantitatif et qualitatif d'assimilation pour les hydrates de carbone.

QUATRIÈME PARTIE

TRAITEMENT DU DIABÈTE

Nous ne donnerons ici que les grandes lignes visant le traitement du diabète[1].

Le diabète est un syndrome relevant de causes très diverses.

On peut intervenir de deux façons :

1° En premier lieu, on peut empêcher ce trouble de se produire en l'atteignant à *sa source*, c'est-à-dire en supprimant la cause, l'agent de ce trouble morbide. Ce serait le traitement idéal, celui que réaliserait par exemple une cure antisyphilitique sur une gomme du pancréas. Ce traitement, nous ne pouvons pas, dans la grande majorité des cas, à l'heure actuelle le mettre en œuvre, et il est fort probable que nous ne pourrons que bien rarement, même dans l'avenir, avoir recours à lui. S'il n'est pas chimérique de penser que les progrès de la chirurgie cérébrale autoriseront des interventions radicales sur l'hypophyse en cas de tumeur hypophysaire par exemple, il est bien peu probable, que nous puissions jamais arriver à modifier une sclérose du foie ou du pancréas.

1. La cure de Bouchardat. F. Rathery, 1920. Alcan.

2° Notre second mode d'action, en cas de diabète, consiste à s'attaquer au *trouble morbide lui-même*, à la viciation de la nutrition, qui engendre secondairement une série d'accidents secondaires. Ici notre intervention peut être très efficace. Non seulement, nous pouvons faire disparaître le sucre, mais encore comme l'écrivait Bouchardat : « je puis dans bien des cas arriver à une guérison solide caractérisée par l'usage de la glycose chez les malades qui sont revenus à l'usage des féculents ». Un diabétique qui se soigne, non seulement voit le plus souvent les *multiples troubles morbides qu'il présente disparaître, mais encore son coefficient d'assimilation pour les hydrates de carbone s'améliore à tel point qu'il peut parfois arriver à tolérer une quantité de féculents telle que son régime journalier peut être à peu près celui du sujet normal.* En cas contraire, la maladie évolue, le trouble morbide s'aggrave progressivement.

Nous étudierons successivement :

1° Traitement du diabète proprement dit.

2° Traitement des complications.

Traitement du diabète proprement dit.

Dans tout traitement du diabète, le médecin se rappellera que le trouble dans le métabolisme des hydrates de carbone ne constitue pas la seule viciation de la nutrition, mais qu'en réalité la perversion dans le métabolisme atteint également les graisses et les albuminoïdes. Il devra donc non seulement s'occuper de la *réglementation des hydrates de carbone*, mais également s'attacher à prescrire la dose *optima de graisses et d'albuminoïdes*.

Sans doute, le trouble nutritif peut être dans un grand nombre de cas relativement facile à traiter et la quantité de graisses et d'albuminoïdes qui peut être assimilée est suffisamment élevée pour qu'une ration d'entretien puisse être aisément fournie au sujet, qui ne peut ingérer qu'une dose restreinte d'hydrates de carbone; il s'agit dans ce cas de *diabète simple*. Mais chez d'autres malades, le rationnement des graisses et des albuminoïdes est au moins aussi important que celui des hydrates de carbone, le régime est difficile à fixer, on a affaire aux formes graves du diabète, au *diabète consomptif*. Dans la pratique, le traitement de ces deux formes est essentiellement différent et nous l'envisagerons isolément.

Avant d'exposer les règles générales de la thérapeutique du diabète, nous ne dirons qu'un mot du traitement *médicamenteux*.

On peut affirmer qu'à l'heure actuelle, **aucun médicament ne guérit le diabète**; tous sont non seulement inutiles, mais le plus souvent dangereux. Sans doute on peut avec l'antipyrine par exemple, faire momentanément disparaître la glycosurie; mais dès qu'on cesse l'administration du médicament, le sucre réapparaît dans les urines: si on continue à ingérer de l'antipyrine, on voit survenir assez rapidement des accidents, et particulièrement des troubles rénaux. On se souviendra que beaucoup de comas diabétiques ont été provoqués par des médications intempestives.

Il n'existe qu'un seul traitement du diabète, LE RÉGIME associé à une HYGIÈNE bien comprise.

A. — *Diététique du diabète.*

1º Diabète simple.

Bouchardat a remarquablement édicté la cure de ce type de diabète. Sa méthode de traitement reste encore aujourd'hui la seule rationnelle. Mais, pour la prescrire, il faut la *connaître* et ne pas la *déformer* à ce point, comme cela a lieu trop souvent, qu'on lui impute des accidents qui proviennent d'une mise en pratique défectueuse. Tous les traitements rationnels du diabète simple, aussi bien en France qu'à l'étranger, empruntent sous des noms divers, à Bouchardat, le plus souvent du reste en déformant sa méthode, les règles qu'il a édictées concernant le traitement des diabétiques.

Principes directeurs. — Ils sont au nombre de trois.

1er principe. — Le malade ne peut assimiler qu'une *quantité déterminée* d'hydrates de carbone, sinon il présente de la glycosurie. Or il faut que le sujet atteint de diabète simple soit *aglycosurique.*

2e principe. — La quantité d'hydrates de carbone que le diabétique peut assimiler est *différente* suivant chaque sujet. Or il est indispensable que le diabétique ingère *le* **maximum** *d'hydrates de carbone* qu'il peut assimiler sans avoir de sucre dans ses urines.

3e principe. — Le sujet doit être maintenu en état d'équilibre nutritif et pour cela il faudra lui assurer sa *ration d'entretien.*

Mise en pratique :

1° RENDRE LE SUJET AGLYCOSURIQUE.

On peut opérer de deux façons :

a) *Supprimer brusquement tout hydrate de carbone de l'alimentation.* On voit alors le sucre tomber à zéro en quelques jours.

b) *Supprimer progressivement les hydrates de carbone et noter le moment à partir duquel le sujet devient aglycosurique.*

La première méthode plus radicale donne d'excellents résultats, on ne la tentera que chez les sujets vigoureux et après un examen attentif des urines, en les surveillant chaque jour, prêt à redonner des hydrates de carbone si la réaction au perchlorure de fer apparaît.

La deuxième méthode est quelquefois mieux supportée par les malades, surtout si on a affaire à des diabétiques très anciens, fatigués et asthéniques. Cependant il n'y a pas intérêt à agir par trop lentement.

1er PRINCIPE. — Pour appliquer le premier principe très simple, il suffit de se reporter aux indications de Bouchardat concernant les aliments permis et défendus.

ALIMENTS DÉFENDUS

Pain.

Légumes : Tous les farineux : riz, maïs, pommes de terre, fécules alimentaires (sagou, tapioca, arrow-root), pâtes farineuses (semoule, macaroni, vermicelle), haricots blancs, flageolets, pois, lentilles, fèves, marrons, châtaignes.

Radis, carottes, navets, oignons, raves.

Sauces : Supprimer la farine et la chapelure (on peut les remplacer par crème et œufs).

Fruits : Tous en général, surtout figues, raisins frais ou secs, prunes, pruneaux, pommes, poires, ananas, melons.

Sucre : Miel, confitures, chocolat.

Boissons : Lait, bière, cidre, limonades et boissons acides.

ALIMENTS PERMIS

Pains spéciaux[1] : Pain de gluten, d'amandes, échaudé. Ne jamais en faire qu'un *usage très modéré*.

---

1. On se défiera des pains dits « spéciaux », beaucoup renferment des quantités très élevées de féculents.

Viandes fraîches : Toutes sont permises, surtout celles des animaux adultes (blanches ou rouges). Éviter les intérieurs et les morceaux gélatineux.

Viandes de conserve : Viandes fumées ou salées (jambon, surtout gras de jambon, mortadelle, saucisson, etc., etc.).

Poissons d'eau douce ou de mer, frais ou fumés ou conservés dans l'huile.

Animaux suivants : Moules, huîtres, homards, écrevisses, langoustes, crevettes, escargots, grenouilles.

Œufs sous toutes leurs formes.

Crème fraîche, beurre, fromages frais, salés ou fermentés.

Huile d'olive, huile de foie de morue (1 à 3 cuillerées à soupe au repas du matin).

Graisses : Lard, graisses de porc, d'oie, de mouton, moelle de bœuf.

Condiments : Raifort, moutarde, poivre.

Légumes : Il est important d'en faire un *large usage* ; accommodés à l'huile, à la graisse ou au beurre.

Epinards, chicorée, laitue, haricots verts, asperges, champignons, truffes.

Légumes de conserves : Olives, choucroute.

Les légumes suivants seront blanchis à grande eau bouillante et bien égouttés : choux, choux-fleurs, choux de Bruxelles, poireaux.

Les légumes suivants ne seront permis qu'après examen de l'urine lors d'un premier emploi : artichauts, céleri, salsifis.

Salades : Sont très recommandées. Mettre beaucoup d'huile et peu de vinaigre ; laitue, romaine, scarole, chicorée, barbe de capucin, pissenlit, mâche, cresson, etc.

Dessert : Thé, café, non sucrés (on peut essayer de la saccharine mais elle est souvent mal tolérée par l'estomac).

Boissons : Une bouteille de vin (Bordeaux ou Bourgogne) par 24 heures (1/2 bouteille pour une femme).

Eau bouillie (ou eau de Vals St-Jean), ou bien eau additionnée d'une ou deux cuillerées à café de sel de Seignette par litre.

Dans la pratique, le régime peut être prescrit de la façon suivante :

Régime strict. — *Petit déjeuner* : Café ou thé sans sucre avec un peu de crème. Un œuf.

Midi : 100 à 150 grammes de viande ; œufs : un ou deux ; légumes verts (épinards, haricots verts, oseille, salades), crus ou cuits, beurre 50 à 60 grammes, café noir sans sucre.

Sept heures : Poisson ou viande 100 grammes, un ou deux œufs, légumes verts ou salade ; beurre 50 à 60 grammes ; fromage ; café avec crème.

On permettra un demi à un litre de vin, de l'eau à volonté (une bouteille d'eau de Vichy ou de Vals). On défendra le pain ; si le malade ne peut s'en passer on tolérera un ou deux échaudés, ou une très faible quantité de pain de gluten bien préparé.

2ᵉ Principe. — Donner au sujet le maximum d'hydrates de carbone qu'il peut assimiler.

Il faut connaître le coefficient d'assimilation *qualitatif* et *quantitatif*.

Coefficient quantitatif. — Le sujet étant aglycosurique, on lui redonne, par période de cinq jours, une dose déterminée d'un féculent déterminé, toujours le même, qu'on ajoute au régime précédent.

On commence par exemple par 100 grammes de pommes de terre ; au bout de 5 jours on voit s'il existe du sucre dans l'urine; si celui-ci fait défaut, on donne 200 grammes pendant 5 jours, et ainsi de suite en augmentant de 100 grammes jusqu'à ce que le sucre apparaisse.

On arrive ainsi à déterminer la quantité d'hydrates de carbone que le sujet peut assimiler.

Coefficient qualitatif. — On fait varier le féculent au moyen de tables indiquant la composition des aliments, on sait quelle est l'équivalence en hydrates de carbone de 100 grammes de pommes de terre (soit 20 grammes d'hydrates de carbone). On donne au sujet par périodes de 5 jours ces différents aliments hydrocarbonés en se maintenant au même taux d'hydrates de carbone et on peut ainsi se rendre compte s'il assimile mieux ou moins bien tel ou tel hydrate de carbone. Il est facile ainsi d'établir un régime varié comportant le maximum de féculents que le sujet peut assimiler.

Bouchardat insiste avec raison sur ce point que tout diabétique doit savoir lui-même faire l'examen de ses urines au point de vue du sucre et pratiquer fréquemment cet examen.

3ᵉ Principe. — Établir la ration d'entretien.

Le calcul des calories préconisé par les Allemands est non seulement *inutile* mais souvent *insuffisant*. Le mieux est de se laisser guider par le *poids* et le dosage de l'excrétion azotée urinaire. On donnera au sujet la quantité d'albuminoïdes et de graisses nécessaires en se souvenant que, le plus souvent, le diabétique, comme l'écrivait Bouchardat, mange de trop et surtout mange trop de viande. La ration azotée influe certainement, même en cas de diabète simple, comme Linossier et Lemoine, Rathery et Liénard l'ont montré, sur le coefficient d'assimilation des hydrates de carbone; mais dans la pratique il suffit le plus souvent, dans cette forme, de s'en tenir à une quantité modérée de substances azotées alimentaires sans avoir à la rationner à l'extrême.

Il pourra être bon chez certains sujets de prescrire de temps en temps, 2 ou 4 fois par mois, un jour de demi-jeûne avec restriction surtout de la viande.

LE TRAITEMENT D'UN DIABÉTIQUE SIMPLE POUR ÊTRE EFFICACE DOIT RÉPONDRE A CES DEUX DESIDERATA

1° *Le médecin doit pouvoir diriger son malade et le suivre constamment.* Aucun régime n'est *définitif.* Des aggravations, ou des améliorations comportent des modifications dans le régime qui sont nécessaires. Un régime insuffisant est dangereux, un régime trop sévère n'est pas seulement inutile, il peut encore être funeste. Or il serait tout à fait erroné d'admettre que le coefficient d'assimilation reste toujours fixe.

2° Le malade doit *savoir s'observer* et en suivant les conseils de son médecin, établir *lui-même son régime.*

Il est indispensable pour cela qu'il sache rechercher le sucre dans ses urines; rien n'est plus simple; le dosage est ici inutile; or caractériser le sucre dans les urines demande quelques secondes. Cette petite opération doit presque faire partie de la toilette journalière; en agissant ainsi le malade se rendra aisément compte de l'influence des infractions qu'il a pu faire et des résultats que ces infractions ont donnés.

Cette recherche peut être faite de deux façons.

1° *Par la liqueur de Fehling.* On ajoute parties égales du réactif et d'urine, on chauffe. Il se forme un précipité rouge brique, s'il existe du sucre; le mélange reste bleu en cas contraire.

Si on obtient une teinte verdâtre, le malade enverra son urine à analyser au pharmacien ; il ne s'agit en général pas de sucre mais on ne peut rien affirmer sans défécation de l'urine.

Ce mode de recherche n'indique pas, même approximativement, la quantité de sucre excrété ; d'autre part il existe de fausses réactions délicates à interpréter, enfin la liqueur de Fehling doit être essayée, afin d'éviter une réduction spontanée.

2°. *Par le procédé à la chaux*. — Bouchardat conseille de mélanger dans un matras d'essayeur, parties égales de lait de chaux et d'urine. « Celle-ci renferme-t-elle du sucre, elle brunit et, d'après l'intensité de la coloration on peut juger de la proportion approximative de sucre de fécule contenue dans l'urine examinée ».

2° Diabète consomptif.

Le traitement est ici tout différent.

On posera comme règle absolue qu'un diabétique consomptif ne doit jamais être mis au régime strict et privé d'hydrate de carbone.

On se souviendra également qu'il faut éviter toute variation brusque dans le régime et on se rappellera que chez de tels diabétiques *tout est prétexte à coma*.

Autant le régime est facile à établir dans le diabète simple, autant il est *délicat chez les diabétiques consomptifs*.

Les hydrates de carbone ne doivent *jamais être enlevés* du régime ; mais à quelle dose doit-on les permettre ? Il est certain qu'en tolérer une trop grande quantité serait une erreur ; c'est affaire de tâtonnement et de tact médical. Le médecin devra par l'examen du poids, le dosage des corps acétoniques totaux, celui du glucose, se rendre compte de la dose non seulement à conseiller, mais encore à prescrire. Il est non douteux que certains hydrates de carbone doivent être préférés à d'autres ; il y a là des tolérances individuelles à rechercher.

Si on ne doit pas tenter de faire disparaître *avant tout* la glycosurie, il faudra tout au moins savoir la maintenir dans certaines limites.

La quantité d'albuminoïdes et de graisses à introduire dans la ration est extrêmement importante à déterminer ; il est certain que les albuminoïdes et les graisses en excès sont néfastes. L'école américaine proscrit avant tout les graisses, un excès de celles-ci semble bien agir sur l'excrétion des corps acétoniques en augmentant leur taux. Il n'est peut-être pas exact de les considérer comme le seul aliment pernicieux. Les albuminoïdes et surtout la viande doivent être sévèrement réglementés. On sait bien aujourd'hui que toute ration alimentaire doit contenir une certaine quantité d'hydrates de carbone, de graisses et d'albuminoïdes. Desgrez et Bierry ont insisté à juste titre sur ces faits et montré qu'il ne suffisait pas chez le sujet, même normal, comme on le pensait autrefois, d'assurer la ration calorique, mais qu'il était indispensable de réunir en quantité et en qualité les trois types d'aliments qui sont tous indispensables ; il existe un optimum quantitatif et qualitatif, et cet optimum varie essentiellement chez chaque individu ; les albuminoïdes, les hydrates de carbone et les graisses doivent se trouver dans la ration dans un rapport déterminé. Chez le diabétique il en est de même, mais ce qui est délicat, c'est de trouver cet optimum, pour lequel les albuminoïdes, les graisses, les hydrates de carbone existent heureusement combinées. Seul l'examen minutieux du malade, basé sur l'examen non pas seulement des urines (glycosurie, corps acétoniques totaux), mais encore du sang (sucre libre et sucre protéidique) permettra de le caractériser. Le médecin aura ici un rôle très important et délicat. Il pourra bien souvent éviter à son malade des complications graves qui pourraient survenir sous l'influence d'erreurs de régime bien faciles à commettre.

3° Régimes systématiques.

Nous voudrions dire un mot des régimes systématiques, qui ont été conseillés chez les diabétiques.

Les régimes systématiques comportent tous des cures de restriction : soit relative, soit absolue.

CURE DE RESTRICTION RELATIVE. — Cure de pommes de terre, cure d'avoine de Noorden, cures de farines de Blum, cure de légumes secs de M. Labbé, cure lactée, jours de légumes, jours sans graisse, etc.

Toutes ces cures sont basées surtout sur la restriction de la viande (sauf les jours sans graisse). Elles seront indiquées surtout à *titre temporaire* chez les diabétiques présentant accidentellement des phénomènes d'acidose.

CURE DE RESTRICTION ABSOLUE. — *Cure de jeûne avec purgation de Guelpa.*

Cure de jeune simple ou cure d'Allen.

Ces cures, contrairement à ce qu'on a prétendu, ne *guérissent jamais* le diabète. Dans le *diabète simple*, elles ne donnent pas de *meilleurs résultats* que la cure de Bouchardat, et elles sont beaucoup plus pénibles; elles peuvent être de quelque utilité, chez les diabétiques, anciens gros mangeurs, pour hâter la cessation de la glycosurie; de même elles peuvent donner de bons résultats dans certains cas de diabète à minima et de diabète mixte.

Dans le diabète consomptif, l'effet obtenu, inconstant du reste, est transitoire ; il est bien exceptionnel qu'on constate une amélioration *réelle*, même passagère, du coefficient d'assimilation. On peut après la cure de jeûne, voir le malade supporter une quantité de féculents très supérieure à celle qu'il assimilait auparavant. Il ne faut pas trop se hâter d'admettre une amélioration vraie. Celle-ci est possible, mais vraiment rare. Le plus souvent le malade pendant un certain temps, reconstitue ses réserves, puis brusquement il excrète du sucre et on s'aperçoit bientôt qu'il faut peu à peu diminuer la quantité d'hydrates de carbone journalière. Si, de plus, on examine systématiquement, comme nous l'avons fait avec Desgrez et Bierry, le sang et les urines au point de vue de la glycémie et de l'excrétion des corps acétoniques, on se rend compte également que les modifications constatées sont éminemment passagères.

Cette cure de jeûne pourra quelquefois être tentée, chez certains diabétiques consomptifs pourvu que l'état général ne soit pas trop atteint. Elle sera toujours très surveillée et le médecin se rappellera en la prescrivant que ses effets sont ordinairement très passagers et surtout qu'elle n'est pas sans danger ainsi que nous l'avons montré.

B. *Hygiène du diabétique.*

Cette hygiène joue un rôle très important dans la cure du diabète ; elle est indispensable dans toutes les formes de diabète.

Les règles générales sont les suivantes :

1° *Éviter la constipation.*

2° Veiller à une *hygiène constante de la peau* : proscrire tout caustique qui pourrait entraîner de la gangrène (teinture d'iode par exemple), conseiller les frictions légères de la peau.

3° Prescrire l'usage de *l'hydrothérapie* sous forme de bains tièdes, de bains de vapeur.

4° *Conseiller l'exercice physique*, l'exercice des bras est le plus profitable. La gymnastique donne d'excellents résultats. Il en est de même du canotage, du jardinage, de l'escrime, du tennis, du jeu de boule, des travaux de menuiserie, etc.

Les diabétiques consomptifs ne devront faire cet exercice qu'à dose modérée et en évitant toute fatigue.

5° Eviter tous *les excès*, sous toutes leurs formes (surtout en cas de diabète consomptif).

6° Le traitement *hydrominéral* peut être dans certains cas un adjuvant utile; il *ne remplace jamais le régime.*

Traitement des complications.

Nous ne retiendrons ici que les complications principales.

On peut poser en principe que la plupart des complications disparaissent sous l'influence d'un régime correctement suivi; le traitement le meilleur des suppurations intarissables, des furoncles, de l'eczéma vulvaire, etc., est certainement la cure diététique.

Nous exposerons ici les indications thérapeutiques principales des grands accidents du diabète :

Gangrène. — La gangrène devra être surveillée avec grand soin; il faudra savoir prendre, en temps utile, la détermination souvent pénible du sacrifice du membre. Agir trop rapidement expose à une mutilation inutile. Se décider trop tard compromet irrémédiablement la vie du malade. En cas d'amputation, celle-ci devra être faite toujours haut (moitié de la cuisse par exemple); à vouloir être trop conservateur, on s'expose non seulement à des interventions multiples, mais on peut rendre la guérison impossible.

Coma diabétique. — Tout coma déclaré est rebelle à la thérapeutique. On compte les cas de survie lors de coma diabétique avéré. Par contre, on peut *intervenir utilement* à la *phase prodomique* et empêcher l'éclosion du coma.

Tout diabétique présentant brusquement de l'excrétion de corps acétoniques (pratiquement : réaction au perchlorure de fer); tout diabétique se plaignant de troubles anormaux mal caractérisés, *doit être mis a un régime renfermant des féculents.* On resteindra la viande et mieux on la supprimera, on diminuera les graisses et mieux on les supprimera. On prescrira du sucre sous forme de levulose, de la glycérine, de l'alcool (deux ou trois petits verres de cognac ou davantage[1]); on pourra souvent conseiller utilement le régime lacté.

On purgera le malade (huile de ricin, eaux purgatives).

On mettra le sujet au *repos absolu* physique et moral.

On évitera le régime hypochloruré. On ne combattra pas les œdèmes, on empêchera les vomissements.

Restent deux indications : les *alcalins* et la *cure de jeûne.*

Les alcalins sont prescrits sous forme d'eau de chaux, 100 à 200 grammes, et de bicarbonate de soude. Se basant sur la théorie de l'acidose pour expliquer le coma (ce n'est qu'une théorie), on a

---

1. Sans exagérer la dose.

conseillé l'usage du bicarbonate de soude à haute dose : soit par ingestion non dans le lait, mais dans de l'eau de Vichy (30 à 100 grammes et plus), soit par injection intraveineuse (100 à 500 grammes une à deux fois par jour d'une solution à 3 p. 100 dans du sérum salé à 6 grammes de NaCl par litre).

Cette médication alcaline intensive, préconisée surtout par les Allemands, n'a pas donné les résultats qu'on en attendait. Joslin estime même qu'elle est plus dangereuse qu'utile. Bouchardat avait déjà autrefois insisté sur le danger des alcalins à haute dose.

Dans la phase prodromique du coma, ces alcalins peuvent être utiles. Sont-ils nécessaires ? Ne peuvent-ils être remplacés par une autre indication. On peut parfaitement se poser la question.

Quant à la cure de jeûne, il ne semble pas à l'heure actuelle qu'on puisse la considérer comme pouvant guérir un coma déclaré.

TABLE DES MATIÈRES

DEUXIÈME PARTIE

PHYSIOLOGIE PATHOLOGIQUE DU DIABÈTE

TROISIÈME PARTIE

ÉTUDE CLINIQUE DU DIABÈTE

QUATRIÈME PARTIE

TRAITEMENT DU DIABÈTE

8652. — Paris. — Imp. Hemmerlé, Petit et Cⁱᵉ. (1-22).

BIBLIOTHÈQUE DES CONNAISSANCES MÉDICALES

Format in-18 jésus

Volumes parus :

Dr APERT, médecin de l'hôpital des Enfants Malades.
Vaccins et sérums.

Dr RATHERY, professeur agrégé à la Faculté, médecin de l'hôpital Teno.
Le diabète sucré.

Dr DUHEM, radiologiste de l'hôpital des Enfants Malades.
L'emploi des rayons X en médecine. Illustrations.

Dr DUBREUIL-CHAMBARDEL, profes^r à l'École de Médecine de Tours.
Les scolioses. Illustrations.

Volumes en préparation :

Dr BLECHMANN, ex-chef de clinique à la Faculté.
Les péricardites.

Dr DUCOURNAU, chef de clinique à l'École dentaire.
Dents et maux de dents.

Dr LOUSTE, médecin de l'hôpital St-Louis.
Les eczémas.

503. — Paris. — Imp. Hemmerlé, Petit et Cie. 2-22.